中医经典必读丛书

田思胜◎总主编

伤寒说意

校注版

清·黄元御◎著

田 虎 郝菲菲 田思胜◎校注

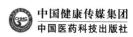
中国健康传媒集团
中国医药科技出版社

内容提要

　　《伤寒说意》除列述六经病证外，卷首对六经、六气、营卫、风寒、传经等均有专题论述，对仲景《伤寒论》多所注释和发挥。本次整理选择精善本，精勘细校，并对文中疑难字句进行释义。本书适合中医工作者、中医爱好者参考阅读。

图书在版编目（CIP）数据

　　伤寒说意：校注版／（清）黄元御著；田虎，郝菲菲，田思胜校注．—北京：中国医药科技出版社，2024.6

　　（中医经典必读丛书／田思胜主编）

　　ISBN 978－7－5214－4631－9

　　Ⅰ.①伤…　Ⅱ.①黄…　②田…　③郝…　④田…　Ⅲ.①《伤寒论》－研究　Ⅳ.①R222.29

　　中国国家版本馆 CIP 数据核字（2024）第 095832 号

美术编辑　陈君杞
版式设计　南博文化

出版　**中国健康传媒集团** | 中国医药科技出版社
地址　北京市海淀区文慧园北路甲 22 号
邮编　100082
电话　发行：010－62227427　邮购：010－62236938
网址　www.cmstp.com
规格　880×1230mm $\frac{1}{32}$
印张　3 $\frac{3}{8}$
字数　81 千字
版次　2024 年 6 月第 1 版
印次　2024 年 6 月第 1 次印刷
印刷　大厂回族自治县彩虹印刷有限公司
经销　全国各地新华书店
书号　ISBN 978－7－5214－4631－9
定价　**15.00 元**

获取新书信息、投稿、为图书纠错，请扫码联系我们。

校注说明

　　《伤寒说意》十卷，草成于 1750 年，修正于 1754 年。作者黄元御，名玉路，字元御，一字坤载，号研农，别号玉楸子。生于公元 1705 年，卒于 1758 年，清代平度州昌邑县（今山东昌邑市）人。清代著名医学家，尊经派的代表人物，乾隆皇帝的御医，乾隆皇帝亲书"妙悟岐黄"褒奖其学识，亲书"仁道药济"概况其一生。他继承和发展了博大精深的祖国医学理论，对后世医家影响深远，被誉为"黄药师"、"一代宗师"。

　　黄元御出身于书香门第，自幼深受家学影响。少年时，习举子业，遍览经史著作。因用功过勤，突患眼疾，因庸医误治，左目完全失明。科举时代，五官不正，不准入仕，遭此劫难，黄元御的仕进之路被彻底断送。在哀痛之余，当地名医、好友刘太吉劝他学医，他发愤立志"生不为名相济世，亦当为名医济人"，走上了弃儒从医的道路。黄元御凭着深厚的文化功底，又得到刘太吉认真传授，苦读历代中医典籍，数年奋斗，开始悬壶济世。在行医过程中他又不断总结经验，医术精进，医名大盛，时人将之与诸城名医臧枚吉并称"南臧北黄"。

　　黄元御的著作，已知有十四种，医籍十一种，包括《伤寒悬解》《金匮悬解》《四圣悬枢》《四圣心源》《长沙药解》《伤寒说义》《素灵微蕴》《玉楸药解》《素问悬解》《灵枢悬解》《难经悬解》，另外尚有《周易悬象》《道德经悬解》《玉楸子堂稿》

等非医学著作三种。

黄元御著成《伤寒悬解》后，深觉言而未尽，所以又写本书，对《伤寒论》中的"六经""营卫""传经"等基本问题进行阐述，以发其精蕴。该书能够"开示初学之门径"，是一本通俗的《伤寒论》入门佳作。

《伤寒说意》刻本、抄本较多，有乾隆年间黄氏得意门生金陵毕武龄（维新）精抄本，咸丰十一年辛酉长沙徐树铭燮和精舍刻本，同治七年戊辰江夏彭器之成都刻本，同治八年己巳长沙黄济重庆刻本，光绪二十年甲午上海图书集成印书局排印本，公元 1934 年上海锦章书局石印本等。

此次整理以咸丰十一年辛酉长沙徐树铭燮和精舍刻本为主校本，参以同治七年戊辰江夏彭器之成都刻本、同治八年己巳长沙黄济重庆刻本、光绪二十年甲午上海图书集成印书局排印本等。

校勘的具体情况如下：

1. 书为竖排繁体，现改为横排简体。异体字、古体字、通假字等均改为现行通用简化字，不出校。原本因竖排所用"右"字，现因改为横排，全改为"上"字，不出校。

2. 对底本中明确是错讹、脱漏、衍文、倒置处，予以校正，并出校记。

3. 对底本与校本互异，若难以判断是非或两义皆通者，则不改原文，而出校记并存，或酌情表示有倾向性意见；若属一般性虚词而无损文义者，或底本无误而显系校本讹误者，一般不予处理。若底本与校本虽同，但原文却有误者，予以勘正，并出校说明理由；若怀疑有误而不能肯定者，不改原文，只在校注中说明。

4. 对一些已己不分、日曰混用的字，均予以校正，不出校记。

由于水平所限，不当之处，难以避免，敬请指正。

校注者
2024 年 3 月

伤寒说意自叙

言者，所以在意也。《素问》雷公曰：臣治疏愚，说意而已。仲景《伤寒》，其言奥赜，其意昭明，解言则难，说意则易，其意了然，其言无用矣。

筌所以在鱼，得鱼者必忘其筌。蹄所以在兔，得兔者必忘其蹄。言所以在意，得意者必忘其言。言有质文而意无质文，言有利钝而意无利钝，言人人殊，意人人同，是故意贵乎得而言贵乎忘。

昔胜书之见周公，无言而退，温伯之见孔子，不言而出。胜书、温伯，善语于无言，周公、孔子，善听于无声，何者？得其意也。其意诚得，其言不传，虽谓其言至今传焉可也。相如、子云，古之长于立言者，而封禅之义未亡，《太玄》之旨不著，相如之言显，子云之言隐也。使《伤寒》之书出于相如，则大传矣，出于子云，则永亡矣。仲景拙于立言而巧于立意，《伤寒》之亡，以其言也，《伤寒》之传，以其意也。仆传《伤寒》，说意而已。

戊辰之岁，成《伤寒悬解》。庚午年春，旅寓济南，草《伤寒说意》数篇。辛未六月，客处江都，续成全书。甲戌正月，久宦

1

京华，不得志，复加删定，仲景之意得矣。仆之得意，不可言也。

世之最难长者，得意之事，玉楸子往往于失志之中，有得意之乐。若使得志，则必失意，若使得意，则必失志。圣人无全功，造化无全能，与其得志而失意，不如得意而失志。二者不可兼，宁舍彼而取此。此中得失，不足为外人道也，此中忧乐，未易为俗人言也。

甲戌正月东莱都昌黄元御撰

目 录

| 伤寒说意卷三 |

| 伤寒说意卷四 |

│ 伤寒说意卷十 │

伤寒说意卷首

六经解

　　天有六气，风、热、暑、湿、燥、寒，地有五行，木、火、土、金、水也。人感天之六气而生六腑，故六腑为阳，感地之五行而生五脏，故五脏为阴。五脏者，肝、心、脾、肺、肾也，六腑者，胆、胃、大肠、小肠、三焦、膀胱也。脏五而腑六，《灵枢·胀论》：膻中者，心主之宫城也，是为心包，合为六脏。六脏六腑，是生十二经。经气内根于脏腑，外络于肢节。脾、肾、肝、胆、胃、膀胱经行于足，是为足之六经，肺、心、心包、三焦、大肠、小肠经行于手，是为手之六经。手有三阴三阳，足有三阴三阳。脾肺之经，太阴也。心肾之经，少阴也。肝与心包之经，厥阴也。胆与三焦之经，少阳也。胃与大肠之经，阳明也。膀胱小肠之经，太阳也。经有十二，六气统之，两经一气，故亦曰六经。太阳与少阴为表里，阳明与太阴为表里，少阳与厥阴为表里也。

　　小肠手太阳之经，起于小指之端，循手外侧，上腕，出踝中，上循臂骨下廉，出肘内侧，循臑外后廉，交肩上，入缺盆，络心，下膈，抵胃，属小肠，从缺盆循颈，上颊，至目内眦。

　　膀胱足太阳之经，起于目内眦，上额，交巅，下项，挟脊，抵腰中，循膂，络肾，属膀胱，从腰中贯臀，入腘中，贯踹内，出外踝，至小指外侧。

　　大肠手阳明之经，起于次指之端，循指上廉，出合谷，循臂上廉，入肘，上肩，入缺盆，络肺，下膈，属大肠，从缺盆上颈，贯颊，入下齿，挟口，交人中，左之右，右之左，上挟鼻孔。

胃足阳明之经，起于鼻之交頞中，入上齿，挟口，环唇，下交承浆，循颐后，出大迎，上耳前，至额颅，从大迎下人迎，循喉咙，入缺盆，下膈，属胃，络脾，从缺盆下乳内廉，挟脐，入气街，抵伏兔，下膑膝，循胫外，下足跗，入大指。

三焦手少阳之经，起于名指之端，循手表腕，出臂外，贯肘，上肩，入缺盆，布膻中，散落心包，下膈，循属三焦，从膻中上出缺盆，上项，系耳后，至目锐眦。

胆足少阳之经，起于目锐眦，下颈，合缺盆，下胸中，贯膈，络肝，属胆，循胁里，出气街，绕毛际，循髀阳，出膝外廉，下辅骨，出外踝之前，循足跗，入名指。

脾足太阴之经，起于大指之端，循指内侧，上内踝前廉，上腨内，循胫骨后，交出厥阴之前，上膝股内前廉，入腹，属脾，络胃，上膈，挟咽，连舌本。

肺手太阴之经，起于中焦，下络大肠，还循胃口，上膈，属肺，从肺系横出腋下，循臑内，行少阴、心主之前，下肘中，循臂内，入寸口，循鱼际，出大指之端。

肾足少阴之经，起于小指之下，邪走足心，循内踝之后，入跟中，上腨内，出腘内廉，上股内后廉，贯脊，属肾，络膀胱，上肝膈，入肺中，循喉咙，挟舌本，从肺出络心，注胸中。

心手少阴之经，起于心中，出属心系，下膈，络小肠，从心系上挟咽，系目系，从心系上肺，出腋下，循臑内后廉，行太阴、心主之后，下肘内，循臂内后廉，抵掌后，循小指之内，出其端。

肝足厥阴之经，起于大指丛毛之际，上循足跗上廉，去内踝一寸，上踝八寸，交出太阴之后，上腘内廉，循股阴，入毛中，过阴器，抵少腹，挟胃，属肝，络胆，上贯膈，布胁肋，循喉咙之后，连目系，上出额，与督脉会于巅，从目系下颊，环唇内，贯膈，注肺。

心主手厥阴心包络之经，起于心中，出属心包络，下膈，历络三焦，从胸出胁，下腋，循臑内，行太阴、少阴之间，入肘中，下臂，入掌中，循中指，出其端。

阳经在表，阴经在里。太阳在外，皮毛之分也，次则阳明，次则少阳，次则太阴，次则少阴，次则厥阴，近于骨矣。阳经则属腑络脏，阴经则属脏络腑。足之阳经，行于股外，阴经行于股内。手之阳经，行于臂外，阴经行于臂内。阳经之次，阳明在前，少阳在中，太阳在后，阴经之次，太阴在前，厥阴在中，少阴在后。手之阴经，自胸走手，阳经自手走头。足之阳经，自头走足，阴经自足走胸。手三阳之走头，足三阳之走足，皆行于颈项而会于督之大椎。手足经之分走，异道环周，太阳、少阴，行身之背，阳明、太阴，行身之前，少阳、厥阴，行身之侧。是诸经之部次也。

经有十二，独言足经而不言手经者，手之六经，自胸而手，自手而头，所辖之部小，足之六经，自头而足，自足而胸，所辖之部大，经大则气旺，气旺则病加也。两经同气，病则俱病，但手经轻清而足经重浊，病则手经轻而足经重，以足经之气偏于重浊故也。

六气解

天有六气，初之气，厥阴风木，二之气，少阴君火，三之气，少阳相火，四之气，太阴湿土，五之气，阳明燥金，六之

气，太阳寒水。天人同气也，肝足厥阴之经，是为风木，心手少
阴之经，是为君火，三焦手少阳之经，是为相火，脾足太阴之
经，是为湿土，大肠手阳明之经，是为燥金，膀胱足太阳之经，
是为寒水。经有十二，六气统之，厥阴以风木主令，手厥阴火
也，从母化气而为风，少阴以君火主令，足少阴水也，从妻化气
而为热，少阳以相火主令，足少阳木也，从子化气而为暑，太阴
以湿土主令，手太阴金也，从母化气而为湿，阳明以燥金主令，
足阳明土也，从子化气而为燥，太阳以寒水主令，手太阳火也，
从夫化气而为寒。经气对化，自然之理。

　　人之六气，不病则不见，病则一经之气见。或自见其令气，
或自见其本气，或主令者而见从化之气，或从化者而见主令之
气，视其经气之盛衰焉。厥阴、太阴、太阳，足经主令而手经化
气者也。足厥阴，风木也，手厥阴之火，应从风化，而厥阴经
病，阳虚则手厥阴化气于风木，阳盛则手厥阴不从风化而从少阳
之暑化。足太阴，湿土也，手太阴之金，应从湿化，而太阴经
病，阳虚则手太阴化气于湿土，阳盛则手太阴不从湿化而从阳明
之燥化。足太阳，寒水也，手太阳之火，应从寒化，而太阳经
病，阳虚则手太阳化气于寒水，阳盛则手太阳不从寒化而从少阴
之热化。少阴、少阳、阳明，手经主令而足经化气者也。足少
阴，水也，水之气为寒，少阴经病，阳盛则足少阴化气于君火，
阳虚则不从火化而从太阳之寒化。足少阳，木也，木之气为风，
少阳经病，阳盛则足少阳化气于相火，阳虚则不从火化而从厥阴
之风化。足阳明，土也，土之气为湿，阳明经病，阳盛则足阳明
化气于燥金，阳虚则不从燥化而从太阴之湿化。主令者盛，则化
气者从之，化气者盛，则主令者从之，总之不离乎本气之虚实耳。

　　阴易盛而阳易衰，凡人之病，阴盛者多，阳盛者少。太阳之

病，足太阳主令于寒水者十之六七，手太阳化气于君火者十之二三。阳明之病，足阳明化气于燥金者十之一二，足阳明化气于湿土者十之八九。少阳之病，足少阳化气于相火者十之三四，足少阳化气于风木者十之六七。太阴之病，足太阴主令于湿土者不止十九，手太阴化气于燥金者未能十一。少阴之病，足少阴化气于寒水者无人非是，足少阴化气于君火者千百之一。厥阴之病，足厥阴主令于风木者十之八九，手厥阴化气于相火者十之一二。阳从阴化则易，阴从阳化则难，气数如此，无如何也。

一经有一经之性情，经气和平，彼此交济，一经之性情不至偏见。一经病则自见其本气，而一经之性情遂处发现。《伤寒》六经之证，六经之性情发现也。仲景为六经写真，知六气也。知六气之变化，则知六经之性情矣。

营卫解

肺主气，气行于皮毛则为卫，肝主血，血行于经络则为营。然肺藏卫气，肝藏营血，而实则皆出于中焦，以气血乃水谷之变化。中焦者，消磨水谷，变化气血之枢轴也。《灵枢·营卫生会》：人受气于谷，谷入于胃，以传于肺，五脏六腑皆以受气。其清者为营，浊者为卫①，营在脉中②，卫在脉外③，营周不休，五十而复大会，阴阳相贯，如环无端。

---

① 清者为营，浊者为卫：清·唐容川："清浊以刚柔言，阴气柔和为清，阳气刚悍为浊。"
② 营在脉中：《素问·痹论》："营者水谷之精气也，和调于五脏，洒陈于六腑，乃能入于脉也。"
③ 卫在脉外：《素问·痹论》："卫者水谷之悍气也，其气慓疾滑利，不能入于脉也。"

　　盖水谷之气，有清有浊。水谷入胃，脾阳消磨，散其精华，化生气血，内自脏腑，外达经络。精专者，行于脉中，命之曰营，慓悍者，行于脉外，命之曰卫。营者，脉中之血，血中之气，是谓营气。营气在脉，随宗气流行。谷精之化营气，其大气之抟而不行者，积于胸中，名曰宗气。宗气者，贯心肺而行呼吸。营气之行，以息往来，血之流动，气送之也。

　　平人一日一夜一万三千五百息，一息脉六动，气行六寸。人之经脉，六阴六阳以及任、督、两跷，计合一十六丈二尺。一日之中，漏下百刻，以分昼夜。二百七十息，水下二刻，气行十六丈二尺，是谓一周。一万三千五百息，水下百刻，脉行八百一十丈，人气五十营于身，一日之度毕矣。

　　营气初行，常于平旦寅时从手太阴之寸口始，以肺主气而朝百脉也。自手之太阴阳明，注足之阳明太阴，自手之少阴太阳，注足之太阳少阴，自手之厥阴少阳，注足之少阳厥阴，终于两跷、督、任。周而复始，阴阳相贯，营周五十，明日寅时，又会于气口。此营气之度也。

　　卫气者，不随宗气，而自行于脉外，昼行阳经二十五周，夜行阴脏二十五周。其行于阳也，常于平旦寅时从足太阳之睛明始，睛明在目之内眦。《灵枢·卫气行》：平旦阴尽，阳气出于目，目张则气上行于头，循项，下足太阳，至小指之端。其散者，别于目锐眦，下足少阳，至名指之端。其散者，别于目锐眦，循手少阳，至名指之端。别者，至耳前，合于颔脉，注足阳明，下至跗上，入中指之端。其散者，从耳下，下手阳明，入次指之端。其至于足也，入足心，出内踝下，入足少阴经。阴跷者，足少阴之别，属于目内眦，自阴跷而复合于目，交于足太阳之睛明，是谓一周。如是者，二十五度，日入阳尽而阴受气矣。

其入于阴也，常从足少阴之经而注于肾，肾注于心，心注于肺，肺注于肝，肝注于脾，脾复注于肾，是谓一周。如是者，二十五度，平旦阴尽而阳受气矣。于是从肾至少阴之经，而复合于目。阴阳一日一夜，亦周五十。故太阴主内，太阳主外，卫气至阳而起，至阴而止，出乎阳则寤，入乎阴则寐。此卫气之度也。

营起于气口，卫起于睛明，营气之行，阴阳相间，卫气之行，夜阴昼阳。起止不同，道路各异，非同行于一经也。

风寒解

风者，天地之生气，寒者，天地之藏气。四时之气，春生、夏长、秋收、冬藏，木旺于春，木气发生则风动，水旺于冬，水气蛰藏则寒作。盖春木司令，阳自地下东升，风动而冰解，则生气得政，冬水当权，阴自地上西敛，寒凝而冻合，则藏气得政，是风乃阳气之发扬，寒乃阴气之翕聚，气不同也。

风之中人，必由金水之外敛，金水主卫，卫性收敛而风性发泄，卫气不启，泄之以风，而愈欲收敛，敛而莫达，则内闭营血，而生里热。寒之伤人，必因木火之外泄，木火主营，营性发泄而寒性闭蛰，营血不秘，闭之以寒，而愈欲发泄，泄而不透，则外束卫气，而生表寒。

风为春气，三春之月，天温日明，人血淖液而卫气浮宣，袭之以风，不能伤也，值气凉而窍闭，得风气之疏泄，是以伤卫。寒为冬气，三冬之月，天寒日阴，人血凝涩而卫气沉藏，感之以寒，不能伤也，值气温而窍开，得寒气之闭敛，是以伤营。营伤则卫郁，宜麻黄以泻卫，卫伤则营郁，宜芍药以泻营，营卫发达，则表邪退矣。《素问·玉机真脏论》：风寒客于人，使人毫毛毕直，皮肤闭而为热，当是之时，可汗而发也，桂枝、麻黄，发汗之方。

汗贵乎早，阴阳应象论：善治者，治皮毛，其次治肌肤，其次治筋脉，其次治六腑，其次治五脏，治五脏者，半死半生也。营卫感伤，在皮毛之部，桂枝、麻黄，治皮毛之方，皮毛邪散，后日之变，无由生矣。于此失治，未几而或入阳明之腑，或入三阴之脏，于是乎治腑治脏，危证丛生，工之至下而法之至拙者也。

风寒，客邪也，病则不关于客气，而视乎人身之主气。主气偏阳，则阳郁为热而入腑，主气偏阴，则阴郁为寒而入脏，无非主气为之也。其始感也，风寒之裹束在表，迁延日久，入阳明而传三阴，则皆本气之为病，非尽系风寒之力也。麻黄、桂枝，表散风寒之剂，外此则悉因主气立法，不专表散之方矣。解风寒外感，则知气血内伤，仲景《伤寒》立法，非第为外感之金书，而并为内伤之玉诀。内伤之人，未必尽由于外感，而外感之家，无不悉本于内伤，解此则内外同归，主客一致，十病九全而不止也。

传经解

人之经脉，自皮毛以至筋骨，不过六层，太阳在表，次为阳明，次为少阳，次为太阴，次为少阴，次为厥阴，厥阴者，经脉之在里者也。风寒感袭，受自皮毛，故太阳先病。经气郁隆，不得外泄，次第内浸，相因而发，日传一经，六日而遍。此一定之事，不以风寒温热而异同也。温病内热素积，感必尽传，风寒之家，起于外感，不缘内伤，或有一经两经而即已者。此本气之旺而外感之轻，不至成病者，及其成病，则捱次遍传。此风寒之大凡也。

虽遍传六经，而未经汗解。则太阳表证，必不能罢。太阳不罢，则不拘传至何经，凡在六日之内，总以太阳为主，寒宜麻黄，风宜桂枝，无用余方也。若在经失解，里气和平，则不至内传，如里气非平，表郁里应，阳盛则入阳明之腑，阴盛则入三阴之脏。腑热则宜凉泻，脏寒则宜温补。

凡人阳盛则生，阴盛则死。风寒传脏，阴盛而灭微阳，早用温补，固难尽生，风寒传腑，阳盛而烁微阴，迟用凉泻，亦或致死。较之前在营卫，逆顺霄壤，此诚危急存亡之秋也。

仲景为六经分篇，而太阳一经，不皆表证，其间有阳盛而入腑者，有阴盛而入脏者。但病入脏腑，而经证未罢，是以属之太阳。虽属太阳，而内入脏腑，是皆太阳之坏病也。至于阳明之篇，则全是腑病。阳明经证，乃腑病连经，而非止经病也。三阴之篇，则全是脏病。三阴经病，乃脏病连经，而非止经病也。少阳之篇，则半是腑病、半是脏病。少阳居表阳里阴之介，阳盛则传腑，阴盛则传脏，故脏腑兼有。少阳经证，乃脏病腑病之连经，而非止经病也。若但是经病，则全统于太阳一经，不必另分立六经之篇也。

此义自仲景而后，千载无知者。郊倩程氏，比之诸家，微有一线萤光，而误以脏腑之病为经证，因谓伤寒不传经，谬矣。至喻嘉言辈，醉魔迷蒙，其于此理，一字不解也。

里气解

风寒之伤人也，不能为寒，不能为热，视乎人之里气而为变者也。里气和平，则腑热不作，脏寒不动，终始在经，不能内传，但当发散其表邪，不必用温清补泻之剂也。里气非平而表邪外束，腑阳盛者，则阳郁而生内热，脏阴盛者，则阴郁而生内寒。寒热之分途，全在乎中。

太阴以湿土主令，阳明从燥金化气，阳旺之家，则阳明司气，胃腑生其燥热，阴旺之家，则太阴当权，脾脏生其湿寒。湿寒者，水气也，燥热者，火气也。脾以阴土而含阳气，阳升则化火，胃以阳土而含阴精，阴降则化水。水寒而流湿，火热而就燥，土者，水火之中气也，故火盛则燥热传于戊土，水盛则湿寒传于己土，此脏寒腑热之所由来也。然己土之性湿，庚金之性燥，湿者，太阴脾土之本气，燥者，阳明胃土之子气也，子气不敌本气之旺，故湿盛者多而燥盛者少。

盖水偏胜则病湿寒，火偏胜则病燥热，而阴阳非平者，则燥易消而湿易长。缘土居水火之中，水火交蒸，但能生湿，不能生燥，则湿有日增而燥有日减，自然之事。况五行之理，水能克火，火不能克水，故火常败而水常胜。此寒热燥湿进退消长之大凡也。

后世庸工，悖缪不通，乃有传经为热，直中为寒，种种胡说。千载不得解人，何可期之旦暮间也。

伤寒说意卷一

风寒原委

四时之气，木旺于春，水旺于冬。春木发生，则阳气敷布而为风，冬水蛰藏，则阴气凝肃而为寒。春非无寒，究竟风多而寒少，冬非无风，究竟风少而寒多。春之有寒者，春行冬令，非春气之正也，冬之有风者，冬行春令，非冬气之正也。感春之风者，谓之中风，其间虽有伤寒，而不及中风之多也，感冬之寒者，谓之伤寒，其间虽有中风，而不及伤寒之多也。

气血在经，是谓营卫，营行脉中，为卫之根，卫行脉外，为营之叶。平人卫气在外而内交于营，营血在内而外交于卫，营卫调和，是以无病。卫司于肺，营司于肝，肺金下行，则生肾水，是以卫气清降而产阴精，肝木上升，则生心火，是以营血温升而化阳神。气行皮毛，卫气清降，则腠理阖，阖则中风而不伤寒，血行经络，营血温升，则孔窍开，开则伤寒而不中风。寒伤营者，因冬日之天温而窍开也，风伤卫者，因春日之气凉而窍阖也。营伤则卫病，以营血束闭其卫气，故卫郁而表寒。以寒性闭涩而血性发扬，血发扬而窍开，寒以收之，而愈欲发扬，发而不透，则外裹卫气，而生表寒。卫伤则营病，以卫气遏逼其营血，故营郁而里热。以风性浮散而气性敛肃，气敛肃而窍阖，风以泄之，而愈欲敛肃，敛而不启，则内遏营血，而生里热。风寒外袭，营卫里郁，是以病作。营卫二气，分司于肺肝而总统于太

11

阳，故太阳经病，有风伤卫气、寒伤营血之不同也。

风寒外感，病在经络，经络脏腑，实相表里，在经失解，阳盛则传阳明之腑，阴盛则传太阴之脏，入脏则但寒而不热，入腑则但热而不寒。此其中虽缘于里气之不同，亦原于外邪之攸判。盖卫气为阳，然气降而化水，则自阳而之阴也。阳气之中，已胎阴魄，故营伤而卫病者非无腑热，而下寒者居多。营血为阴，然血升而化火，是自阴而之阳也。阴中之血，已抱阳魂，故卫伤而营病者亦有脏寒，而上热者为众。卫司于肺而实根于阳明，胃乃化气之原也。阳明从燥金化气，阳衰而入脏，脏寒则燥化而为湿。营司于肝而实根于太阴，脾乃生血之本也。太阴以湿土主令，阴衰而入腑，腑热则湿化而为燥。外感之病，入脏而生湿寒，来自伤寒者，较多于中风，入腑而生燥热，来自中风者，较多于伤寒。究之中风原是外热，伤寒原是外寒，而其脏腑之寒热，终关于里气者居多也。

营卫之气，第宜外发，不宜内陷。寒伤营者，营闭其卫，卫气外发，则汗出而病解，风伤卫者，卫闭其营，营血外发，则汗出而病愈。腑热则营血内陷而不外发，脏寒则卫气内陷而不外发。故寒伤卫病，腑阳旺者多生，脏阴盛者多死，以脏阴盛则卫气内脱，腑阳颓败而死也，中风营病，脏阴旺者多生，腑阳盛者多死，以腑阳盛则营血内蒸，脏阴涸竭而死也。腑阳盛则卫气不陷，设其过盛而生内热，一用清散，则卫发而汗出，脏阴盛则营血不陷，设其过盛而生内寒，稍用温散，则营发而汗出。若阴阳和平之家，营病则多外热，外热入腑，则宜清里，里阳非虚，不至内寒也，卫病则多外寒，外寒入脏，则宜温里，里阴非虚，不至内热也。卫气之发，赖乎阳明，卫病者，不可泻戊土之阳气，故胃热盛满，仲景有缓攻之法，营血之发，赖乎太阴，营病者，不可泻已土之阴精，故腑热伤阴，仲景有急下之条也。

中风之家，阴气不衰，足以济阳，则外热虽盛而不入阳明之腑，伤寒之家，阳气不衰，足以济阴，则外寒虽盛而不入太阴之脏。六日经尽，营卫郁隆，既无内陷之路，自当外发皮毛，泄而为汗，是以在经则为顺。若在经失解，阳盛而入腑，阴盛而入脏，脏寒则阴胜而阳亡，腑热则阳亢而阴亡，死不旋踵，最可虑也，是以入腑入脏则为逆。腑热而用凉泻，脏寒而用温补，补泻无差，脏寒者不无生望，腑热者虽有危机，不至于死。死者无论矣，其生者未为大逆，然究不如在经之为顺也。

风寒之邪，感在经络，经络虽病，万不至死。阳盛入腑，脏阴消亡，阴盛入脏，腑阳颓败，则九死不获一生。若脏寒已动而腑阳未绝，足以温其凝沍，腑热既作而脏阴未竭，足以润其枯燥，则病极危剧而不至于死。然阴阳偏盛，匀有死理，究竟阴亡而死者少，阳亡而死者多。以阴易长而阳易消，死于阳败者不止八九，死于阴亏者未能二三。若伤寒、温病之外，凡诸内伤杂病之门，则阴亏而死者，绝无而仅有矣。

太阳经

›› 提纲

太阳以寒水主令，外在皮毛，卫护周身，为六经之纲领，故其脉浮。一被风寒，则皮毛闭塞，此经先病。其经起两目之内眦，自头下项，行身之背，挟脊抵腰，由外踝而走小指。风寒外束，经脉不舒，故头、项、腰、脊、骨节疼痛。其脉连于督脉之风府，穴在头后，其窍常开，风寒伤人，皆自风府之穴传之太阳。肝司营血，行于经络，肺司卫气，行于皮毛，而皆统于太阳。风则伤卫，寒则伤营，营卫感伤，太阳所以病也。

》太阳中风桂枝汤证

卫秉金气，其性清肃，清肃则窍闭，闭则无汗。风以泄之，卫气不敛，则汗出。卫以收敛为性，风愈泄而卫愈闭，闭而不开，故郁遏营血，而为内热。风性疏泄，孔窍不秘，是以恶风。风性浮散，是以脉缓。卫司于肺，肺窍于鼻，卫郁不能外达，逆行鼻窍，则见鼻鸣。卫统于阳明，卫气裹束，阳明不降，则生干呕。桂枝汤，桂枝行经脉之郁，芍药泻营血之热，甘草培中，大枣补其脾精，生姜泻其肺气，此中风之法也。

桂枝汤一

桂枝一两　芍药一两　甘草七钱，炙　生姜一两，切　大枣十二枚，劈

水七杯，煎三杯，温服一杯，饮热稀粥一杯，覆衣取微汗。不汗，再服一杯。又不汗，尽服之。又不汗，再煎一剂，如前法。禁生冷、黏滑、肉、面、酒、酪、五辛、臭恶之物。

》太阳伤寒麻黄汤证

营秉木气，其性温散，温散则窍开，开则有汗。寒以敛之，营血不达，则无汗。营以发达为性，寒愈敛而营愈发，发而不透，故裹束卫气，而生表寒。寒气闭藏，卫阳郁陷，是以恶寒。寒性闭涩，是以脉紧。经气迫束，则见体痛。胃主降浊，阳明不降，浊气上涌，则生呕逆。卫司于肺，肺气阻逆，故作喘促。麻黄汤，麻黄泻卫气之郁，杏仁降肺气之逆，桂枝通经，甘草培土，此伤寒之法也。

麻黄汤二

麻黄一两　桂枝七钱　杏仁七十枚，去皮尖　甘草七钱，炙

水九杯，先煎麻黄，减二升，去上沫，入诸药，煎二杯，温服大半杯，覆衣取汗，不须饮粥。余如服桂枝法。

》太阳风寒两感桂麻各半汤证

伤寒营闭卫郁，则生表寒，中风卫闭营郁，则生里热，风寒双感，营卫俱伤，则寒热往来，形状如疟。盖寒伤营则营欲泄，泄而不透，故敛束卫气而为寒，风伤卫则卫欲闭，闭而不开，故遏逼营血而为热。营郁热发，及其卫衰而营血外乘，又束卫气而寒来，卫郁寒生，及其营衰而卫气外乘，又遏营血而热来，此先中于风而后伤于寒，营卫交争，迭为胜负之故也。若其人便调不呕，寒热频发，日二三度，脉微缓者，是正气颇旺，不久将发，病为欲愈，无用治也。若脉浮而紧，面热身痒，是阳为阴郁，欲发而未能也。仲景脉法：寸口脉浮而紧，浮则为风，紧则为寒，风则伤卫，寒则伤营，营卫俱伤，骨节烦疼，当发其汗。宜桂枝麻黄各半汤，双泻营卫也。若其寒热不频，日仅再作，是其正气之虚，不能频发，而风多寒少，卫郁不盛，宜桂枝二麻黄一汤，重泻其营而轻泻其卫也。如其发热作渴，脉浮而洪大者，是兼有里热，宜桂枝二越婢一汤，稍清其内热也。

桂枝麻黄各半汤三

桂枝五钱　芍药三钱　甘草三钱　生姜三钱　大枣四枚　麻黄三钱　杏仁二十四枚

水五杯，先煮麻黄，去上沫。入诸药，煮杯半，服分三服。

桂枝二麻黄一汤四

桂枝五钱　芍药四钱　甘草三钱，炙　生姜四钱　大枣五枚
麻黄二钱　杏仁十六枚，去皮尖

水五杯，先煮麻黄，去上沫，入诸药，煎取二杯，温服一
杯，日再服。

桂枝二越婢一汤五

桂枝二钱　芍药二钱　甘草二钱　生姜三钱　大枣四枚　麻黄
二钱　石膏二钱，碎，绵裹

水五杯，煎二杯，温服一杯。

〉〉太阳风寒大青龙汤证

中风，脉浮缓而有汗，伤寒，脉浮紧而无汗，若中风脉紧身
疼，发热恶寒，无汗而烦躁者，是卫气闭敛，风不能泄，营热郁
遏，莫由外达，故证似伤寒，而加以烦躁。经热不解，内传于
胸，则见燥渴。宜大青龙汤，麻黄泻其卫郁，石膏清其肺热，经
热清散，燥渴自止。然青龙发汗，最善亡阳，必无少阴证者，而
后可用。

若脉微而弱，汗出恶风者，是肾阴盛而卫阳虚，风能疏泄而
卫不闭敛，慎勿服此。服之汗多阳亡，遂入少阴之脏，则四肢厥
逆，筋惕肉瞤。此为逆治，宜以真武汤救之。盖四肢秉气于脾
胃，汗泻中焦温气，阳亡土败，寒水上凌，四肢失秉，故手足厥
逆。水寒土湿，木郁风动，经脉撼摇，故筋肉动惕。真武汤燥土
泻湿，温寒水而滋风木也。（真武汤在少阴）

大青龙汤六

麻黄二两　桂枝七钱　甘草七钱，炙　杏仁五十粒　石膏鸡子大，碎　生姜一两　大枣十二枚

水九杯，煎三杯，温服一杯，取汗。不汗，再服。汗多者，温粉粉之。汗多阳亡遂虚，恶风烦躁，不得眠也。

衄血

伤寒皮毛外闭，卫气莫泄，经脉郁隆，而傍无透窍，势必上寻出路，发于鼻孔。卫气升腾，冲逼营血，随而上溢，是为衄证。衄则卫泄病除，亦同汗解。但营血上溢，损伤颇重。此麻黄、青龙之证，失不早服，故至于此。将衄之时，必先脉浮头痛，鼻燥口干。此际早以麻黄发表，则无衄理。若卫郁热盛，宜加石膏、生地，发卫气而凉营血也。

≫ 太阳伤寒小青龙汤证

太阳表证不解，阳虚之人，积水郁动，或热渴饮冷，新水不消，乘表邪外束，泛滥逆行，客居心下，阻阴阳交济之路，致令胃气上逆，而为呕噎，肺气上逆，而为咳喘，胆火上逆，而为燥渴，土湿木贼，而为泄利，土湿木郁，而少腹胀满，小便不利。里水外寒，缠绵不解，是为异日内传三阴之根。小青龙汤，麻、桂，发汗以泻积水，半夏降逆而止呕噎，姜、辛、五味，下气而平咳喘也。

小青龙汤七

麻黄一两　桂枝一两　甘草七钱　芍药一两　半夏一两　细辛一两　干姜七钱　五味一两五钱

水十杯，煎三杯，温服一杯，覆衣。若微利者，去麻黄，加
芫花如鸡子大，熬令赤色。若渴者，去半夏，加栝蒌根一两。若
噎者，去麻黄，加附子一枚，炮。若小便不利，少腹满者，去麻
黄，加茯苓一两四钱。若喘者，去麻黄，加杏仁二两八钱，去
皮尖。

》太阳风寒白虎汤证

太阳经病，而兼内热，是大青龙证。经病已解，内热未清，
肺津消耗，续成燥渴，宜白虎汤，知母、石膏，清其肺金，甘
草、粳米，培其脾土。

盖辛金化气于湿土，戊土化气于燥金，太阴旺则辛金化气而
为湿，阳明旺则戊土化气而为燥，燥胜其湿，则辛金亦化而为
燥，湿胜其燥，则庚金亦化而为湿。阳明承气汤证，是庚金主令
而戊土化气，两腑俱燥者。如此则己土亦且化燥，辛金必不化
湿，辛金一燥，定生燥渴。然则太阳白虎证，即阳明承气证之初
气也，此宜白虎早清金燥，莫使燥气传腑致用承气。若气虚者，
宜白虎加人参汤，保其中气，恐其寒中而阳败也。

白虎汤八

石膏五两，研　知母二两　甘草七钱　粳米二两
水十杯，煮米熟汤成，温服一升，日三服。

白虎加人参汤九

石膏五两，研　知母二两　甘草七钱　粳米二两　人参一两
水十杯，煮米熟汤成，温服一杯，日三服。
大青龙乃中风之方，白虎乃伤寒之方，表病不同，而里证则

同。伤寒卫郁之病，而卫气化于胃土，胃阳不足，则传脾脏而病寒湿者，较多于中风，而内热渴燥者颇稀，中风营郁之病，而营血化于脾土，脾阴不足，则传胃腑而病燥热者，较多于伤寒，而脉紧无汗者颇少。是青龙之麻黄，究为伤寒所宜，白虎之石膏，究为中风所宜。然中风非无青龙证，故大青龙汤举中风以立法而概伤寒，伤寒非无白虎证，故白虎汤举伤寒以立法而概中风。其实，青龙、白虎，乃风寒共用之方，但须识得中风而有青龙证，伤寒而有白虎证，则仲景心法，此日犹传矣。

》 太阳伤寒五苓散证

太阳经病不解，或阳虚之人，宿水郁动，或热渴饮冷，新水不消，水邪阻隔，相火不降，烦渴思饮，而以水投水，莫能容受，入口则吐，名为水逆，是为表里不解。宜五苓散，桂枝外通其经，白术、苓、泽，内泻其水也。

膀胱者，津液之府，水道藏焉，气化则能出。盖水入于胃，脾阳蒸动，化为雾气，以归于肺，肺气清降，化为雨露，而归膀胱，所谓气化也。而水之化气，气之化水，全缘土燥，土湿不能蒸水化气，注积脏腑，一遇表邪外束，泛滥逆行，是名水逆。五苓燥土泻水，通经发汗，多饮暖水助之，使积水化气，泄于汗孔，表里双解。此后水饮气升露降，而归水府，不至呕吐矣。若伤寒汗出而渴者，亦用此方。以汗后阳泄湿动，相火逆升，而刑肺金，故作渴燥也。

若汗出而不渴者，湿气稍轻，茯苓甘草汤主之。

凡太阳中风，理应发表者，若以冷水噀灌，致令汗孔闭塞，烦热弥增，卫气欲发，郁于孔窍，不能透泄，因而皮肤粟起。其相火上逆，意欲饮水，而内无燥热，其实不渴。是缘表邪之外束而水气之内作也。轻者，用文蛤散，重者，必用五苓泻水。如水湿上泛，寒实结胸，内无热证，宜用三物小陷胸汤，破其凝结。重者，小陷胸汤不能奏效，二白散亦可服也。（小陷胸汤在结胸）

五苓散十

茯苓二钱四分　猪苓二钱四分，去皮　泽泻四钱　白术二钱四分　桂枝一钱七分

为末，白饮和服一汤匙。多饮暖水，汗出愈。

茯苓甘草汤十一

茯苓七钱　桂枝七钱　生姜七钱　甘草三钱，炙

水四杯，煎二杯，温分三服。

文蛤散十二

文蛤一两七钱

为末，沸汤半杯，合服一汤匙。

二白散十三

桔梗三分　贝母三分　巴豆一分，去皮心膜，煮，研如脂

二物为末，入巴豆，白中捣匀，白饮和服，强入半钱，赢者减之。在胸上必吐，在膈下必利。不利，食热粥一杯，利下不止，食冷粥一杯。身热，皮粟不解，欲引衣自覆者，或以冷水潠灌，闭其皮毛，热增无汗，弥生燥烦者，水气一升，必生寒结，宜用此方。若汗出而腹痛者，血亡而木燥也，加芍药一两，清其风木。

〉〉太阳风寒抵当汤证

太阳表寒不解，经热内传，结于膀胱。膀胱者，太阳之腑，经腑合邪，热结血分，则其人如狂，以心主血而藏神，血热则神乱也。其结血自下者愈，结血不下，必须攻之。若经证未解，不可攻也，攻之恐卫气内陷，当先解其表，表解后，但觉少腹急结者，乃可攻之。宜桃核承气汤，破其结血。

如日久病重，身黄而脉沉结，其人发狂者，此热在下焦，少腹必当硬满。其血海结燥，桃核承气不胜其任，非抵当汤不能开。须验其小便，小便不利者，是膀胱湿热，非血证也，若小便自利，则血证无疑。宜抵当汤、丸，相其缓急治之，少腹石鞭者，用汤，满而不硬者，当用丸药缓攻也。

桃核承气汤十四

桃仁五十枚，去皮尖　大黄一两四钱　芒硝七钱　甘草七钱，炙　桂枝七钱，去皮

水七杯，煎二杯半，去渣，入芒硝，微沸，温服半杯，日三服。当微利。

抵当汤十五

水蛭三十枚，熬　虻虫三十枚，去足翅　桃仁三十粒，去皮尖大黄一两，酒浸

共为末，水五杯，煎三杯，温服一杯。不下，再服。

抵当丸十六

水蛭二十枚　虻虫二十五枚　桃仁二十五枚　大黄一两

共为末，和分四丸，水一杯，煎一丸，至大半杯服之。晬时当下血，不下再服。

》太阳传经

太阳经外在皮毛，感冒风寒，皮毛闭塞，营卫郁遏，不得外发，自当内传，二日阳明，三日少阳，四日太阴，五日少阴，六日厥阴。六经既遍，若脏寒不生，腑热不作，营卫无内陷之路，势必外发皮毛，泄而为汗。

其感之重者，六日经尽表解，而病不遽除。中风之家，营郁热盛，多有六日表解之后，余热未消，犹不霍然，俟至十二日，经热全消，而后悉愈。甚者经尽表解，又必再经。

凡汗解之后，头痛又作，是病复而欲再传也。以经热未清，但遇一切风寒、饮食、喜怒、劳倦，营卫一郁，余热即发。阳莫盛于阳明，是宜清阳明以泻经热也。

六七日中，经尽汗解，是里气之平者里气非平，阳盛则入腑，阴盛则入脏，传无定期，解无定日，视其脏腑寒热，郁动之早晚也。

凡太阳病，颇欲作呕，或躁烦不宁，脉候急数，此腑阳素旺，因表郁而内发，必将传里。若二三日不见阳明、少阳证，脉又安静而不急数，则不至传腑。入脏之脉证，反此推之。脏腑有传有不传，经无不传之理也。

伤寒说意卷二

太阳经坏病

›› 提纲

太阳经病，风用桂枝，寒用麻黄，风寒双感，用桂麻各半。中风而火郁，用大青龙，伤寒而水郁，用小青龙，表解而内燥，用白虎，表解而里湿，用五苓，表退而热结血分，用桃核承气、抵当汤丸。治之不误，则经邪汗解，必无坏事。

若太阳病三日，经发汗、吐、下、温针诸法，仍然不解，此非入阳明之腑，即入三阴之脏，是为太阳坏病。是缘汗下补泻，治法错误而然。

盖阳盛而亡其阴，则入于腑，阴盛而亡其阳，则入于脏，虽太阳表证未解，然不可作太阳病治。相其脉证，知其所犯何逆，随证治之也。

›› 太阳坏病入阳明腑证

汗下后脉浮

太阳经病，阳盛亡阴，则入阳明胃腑，中风之家，营热内郁，多传阳明之腑。其脉浮者，则病在表而宜汗。汗之不愈者，汗未透也，其脉必犹浮，虽内有下证，必当先解其外。医见汗之不愈，遽用下药，不知浮脉犹存，表证未解，病必不愈。此仍当解外乃愈，宜桂枝汤，解其表邪也。（方在太阳）

汗下后小便不利

汗下后小便不利者，亡津液也。津液续复，必当自愈。重者用润燥养津之法，人参白虎（方在太阳）、竹叶石膏（方在伤寒类证）俱可。

汗下后汗出发喘

中风汗下之后，外无大热，汗出而喘者，此表邪未解，营卫郁遏，肺气阻逆而不降也。不可再用桂枝，宜麻杏石甘汤，泻热而降逆也。

喘有寒热不同，汗后里热未清，或生外烦，因以冷水浇之，冀除其热，皮毛寒闭，郁其内热作喘，此热喘也。汗后阳虚津涸，或生渴燥，因而饮冷不消，隔其肺气作喘，此寒喘也。

麻黄杏仁甘草石膏汤十七

麻黄一两四钱　杏仁五十枚　甘草七钱　石膏二两八钱

水七杯，煎二杯，温服一杯。

汗下后烦渴

服桂枝汤，大汗出后，烦渴不解，脉又洪大者，汗亡津液也。津液虽耗，而汗泄阳虚，宜人参白虎（方在太阳），滋其枯燥。凡吐下之后，七八日不解，发热恶风，舌燥心烦，大渴饮冷，欲得数碗而后快者，概宜人参白虎也。

汗下后昏冒

凡汗下之后，阳气既泄，阴液亦亡。阳气内陷而阴气外束，因生昏冒。冒家汗出则愈，缘皮毛既开，阳气外达，故神明慧爽。若汗出表和，而燥热内郁，里气未和，然后下之。

汗后恶热

阳虚之人，汗则亡阳，阴虚之人，汗则亡阴。汗后恶寒者，阳亡而表虚也，不恶寒而恶热者，阴亡而里实也，宜早以调胃承气，清其里热也。（方在阳明）。

火劫亡阴

风家营郁发热，宜凉营发表，泻其淫蒸。若以火劫发汗，风火合邪，逼蒸营血，其身必病发黄。阳盛于上，则营血必衄。阴虚于下，则小便为难。阴分阳分之津俱竭，则皮肤枯燥不润。热无泄路，熏蒸头上为汗，颈下全无。胃气郁遏而腹满，肺气阻逆而作喘，口干咽烂，或大便不行。久而谵妄不明，甚至恶心呕哕，手足躁扰，撚衣摸床。此其昏迷烦乱，阳亢极矣。若小便利者，水源未竭，尚可救药。

营生于太阴，太阴湿土，一得热气郁蒸，必发黄色。宜泻热而渗湿，用猪苓汤加石膏、知母、生地、丹皮。湿热退而阴气复，可以生也。

火熨亡阴

太阳病二日，方传阳明之经，遽见烦躁，是胃阳素盛，将欲入腑。不知者见其烦躁，以为阳郁欲汗，反熨其背，以发大汗。火气入胃，水竭土燥，烦躁愈加。燥热熏心，必发谵语。火气升腾，所熨之汗，但见上焦，从腰以下绝无，大便干硬，小便不利，上热欲呕而足下厥冷，反恶风寒，以其火升而不降也。其燥火郁蒸，微阴内败，阴绝则死，阴复则生。

若十余日间，忽战摇振栗而自下利者，此欲解也。盖阳气欲发，而微阴外束，不能遽发，是以振栗。阳气一发，则阴复而利下。胃热后泻，是以解也。利下之后，忽觉头痛足热，则中脘郁火，上下通达，谷气四周，霍然愈矣。

火逆伤血

风家营郁热发，而热未入腑，其脉必浮，脉浮便宜汗解。若以火灸之，热因火盛，以致血海瘀结，腰下重痹，此名火逆。凡被火熏，不得汗出，必生烦躁。经尽不能汗解，伤其厥阴之经，则病下血，此名火邪。脉浮发热，此是阳气之实，实证而以虚治，误用灸法，热因火盛，必动其血，非从便下，则自口出也。

大抵微数之脉，皆阴虚血热，慎不可灸，灸之火气燔烁，微阴伤败，焦骨伤筋，血燥难复。一火之力虽微，内攻之害甚大也。

》太阳坏病入太阴脏证

汗后发渴

太阳经病，阴盛阳亡，则入太阴脾脏。如大汗之后，亡其胃津，以致土燥生烦，不得眠卧，时欲饮水者，此将成人参白虎证。宜少少与水，滋其土燥，令胃气调和则愈。以在大汗之后，阳气新虚，恐饮冷多而土败也。若燥热大作，少水不救盛火，则用白虎（方在太阳）。若汗后脉浮，小便不利，热微消渴者，则是阳虚湿动，宜用五苓。盖脾土湿陷，木郁生风，津亡燥动，是以消渴。疏泄不行，故小便不利。五苓燥土湿而达木郁，通经解表，是良法也。汗泄阳虚，阴湿易动，凡脉候浮数，口渴心烦，而所饮不多，多便不受，即是五苓证，勿服白虎也。（方在太阳）。

汗后亡阳

伤寒本当发汗，若使脉浮自汗，溺数心烦，恶寒不甚，脚挛不伸，此是阳明证，不宜发汗。自汗者，腑热外蒸，小便数者，大便必硬，心烦者，燥土上熏，寒微者，恶寒将罢，脚挛者，木燥筋缩，此宜调胃承气（方在阳明）。医以脉浮自汗，病象中风，反与桂枝汤加附子而增桂枝，令其大汗亡阳，以致厥逆咽干，烦躁吐逆，胃燥肠结，谵语不清，不知寸口浮大，是阳明之腑证，非太阳之表寒，桂附泻汗亡阳，热减而燥加，火升而胃逆。宜甘草干姜汤，温中回阳，而降逆气，再以芍药甘草汤，滋木荣筋，伸其两脚牵急，后以调胃承气（方在阳明），下其结粪，以止谵语，诸证全瘳矣。

若桂附发汗后，不用姜甘回阳，而重发其汗，或加烧针，大亡其阳，当用四逆汤，以温水土（方在太阴），姜甘无济矣。

甘草干姜汤十八

甘草一两四钱　干姜一两四钱

水四杯，煎杯半，温分再服。

芍药甘草汤十九

芍药一两四钱　甘草一两四钱

水五杯，煎杯半，分温再服。

汗后吐泄

汗后水药不得入口，是阳败而胃逆。若再发其汗，则脾气亦陷，必吐泄皆作。阳败胃逆，而生呕吐，脉多浮数，证多烦躁。庸工率谓火盛，不知阳气升泄，客热在胸，腹中虚冷，水谷不消，所以呕也。

吐后烦吐

太阳经病，当发热恶寒，吐后不恶寒而欲去衣被，此吐伤胃气，阳升而内烦也。若既不恶寒，又不发热，关脉细数者，亦吐伤胃气也。缘其胃阳素虚，本不堪吐，病一二日而吐之者，阳升胃逆，腹中饥馁，口不能食，病三四日而吐之者，阳升火泄，不喜热粥，欲食冷食，冷食入腹不消，朝食暮吐，此皆火土双败之故。然吐虽逆治，而无大害，俟其胃阳续复，或以药饵温胃降逆，则呕吐立止，非如汗下亡阳之剧也。

下后泄利身疼

伤寒阳虚胃弱，医误下之，续得泄利不止，而身仍疼痛者，此里气败而表未解。急当先救其里，阳回泄止，然后发表散寒，除其疼痛。救里宜四逆汤（方在太阴），救表宜桂枝汤（方在太阳），此定法也。

下后身痛脉迟

汗泄血中温气，阳虚木陷而脉沉迟，经脉凝涩而身疼痛，宜桂枝汤，甘、枣培土，桂枝达木，加芍药以清风木，加生姜以通经络，加人参以益肝脾温气，补宣经脉也。

新加汤二十

桂枝一两　甘草七钱　大枣十二枚　芍药一两四钱　生姜一两四钱　人参一两

于桂枝汤内，加芍药、生姜各三钱五分，人参一两，余依原法。

下后泄利喘汗

中风，桂枝汤证，医反下之，败其中气，以致泄利不止。若其脉促者，是表证未解。仲景脉法：脉来数，时一止复来者，名曰促。盖下后里虚，表阳内陷，为里阴所格，不得下行，表里束迫，故见促象。若喘而汗出者，是胃逆肺壅，郁生上热，蒸其皮毛也。里宜四逆，表宜桂枝，而膈热壅阻，二方难用，宜葛根黄连黄芩汤，达胃郁而清上热，然后议温未晚也。

葛根黄连黄芩汤二十一

葛根二两八钱　黄连三钱五分　黄芩七钱　甘草七钱

水八杯，先煮葛根，减二杯，入诸药，煎二杯，分温再服。

下后胸满发喘

太阳病，下后胸满者，胃败而气逆也。胃气上逆，浊阴不降，肺气壅塞，是以胸满，若兼脉促，则表证未解，宜桂枝去芍药之酸寒，以解表邪。若微恶寒者，则肾阳亦败，不止脾阳之虚，宜桂枝去芍药加附子汤，温其肾水也。若微喘者，亦胃气之上逆也，胃逆而肺气郁阻，是以发喘，此较胸满颇重，当泻其逆气，宜桂枝加厚朴杏子汤，泻肺而降逆也。凡喘家用桂枝汤，必加厚朴、杏仁，利其壅塞，下其冲逆，此定法也。

桂枝去芍药汤二十二

桂枝一两　甘草七钱　生姜一两　大枣十二枚

水五杯，煎二杯，温服一杯。

桂枝去芍药加附子汤二十三

桂枝一两　甘草七钱　生姜一两　大枣十二枚　附子一枚，炮，去皮脐，破八片

水七杯，煎二杯，温服一杯。

桂枝加厚朴杏子汤二十四

桂枝一两　芍药七钱　甘草七钱　生姜一两　大枣十二枚　厚朴七钱，炒　杏子五十粒

水七杯，煎二杯，温服一杯。

汗下后心下满痛小便不利腹满心烦

太阳病，服桂枝未解，因复下之，致心下满而微痛，小便不利，此下伤中气，阳败湿生，胆胃上逆而肝脾下陷也。而表证未解，依然头项强痛，发热无汗。是虽以表邪外束，而实缘里气之内郁。宜桂枝汤去桂枝之发表，加茯苓、白术，去湿而燥土也。心下满者，腹满之渐也，若发汗后，腹胀满者，阳泄土败而浊阴上逆也，宜厚朴生姜甘草半夏人参汤，补中而降浊也。若下后腹满，加以心烦，卧起不安者，浊阴上逆，肺气堙郁，化生败浊，阳阻而生上热也，宜栀子厚朴汤，清热而吐瘀浊，降逆而泻胀满也。

桂枝去桂加茯苓白术汤二十五

芍药七钱　甘草七钱　生姜一两　大枣十二枚　茯苓一两　白术一两，炒

水八杯，煎三杯，温分三服。小便利则愈。

厚朴生姜甘草半夏人参汤二十六

厚朴五两六钱，炙　生姜二两五钱　甘草七钱　半夏二两五钱　人参三钱五分

水十杯，煎三杯，温服一杯，日三服。

栀子厚朴汤二十七

栀子十四枚，劈　厚朴一两四钱，姜炙　枳实四枚，水浸，去穰，炒

水三杯，煎一杯半，分二服。温进一服，得吐者，止后服。

汗吐下后心烦

汗后外热不退，心里微烦者，土败中寒，浊阴上涌，阳格而生外热，宜栀子干姜汤，温中清上而吐瘀浊也。若或下或汗后，心烦身热，胸中窒塞者，是败腐阻其肺气，痞郁而生上热，宜栀子豉汤，涌吐其败浊也。凡或汗或吐或下后，虚烦不得眠睡，甚而反覆颠倒，心中懊憹无奈者，皆缘肺气壅遏，败浊埋塞，悉宜栀子豉汤吐之。若烦而少气者，中气之亏也，宜栀子甘草豉汤，以扶其土。若烦而兼呕者，胃气之逆也，宜栀子生姜豉汤，以降其逆。但栀子苦寒，最泻脾阳，如病人平日大便微溏者，便是脾阳之虚，不可服也。

栀子干姜汤二十八

栀子十四枚，炒　干姜七钱

水三杯，煎杯半，分三服。温进一服，得吐者，止后服。

栀子豉汤二十九

栀子十四枚，炒　香豉一两四钱，绵裹

水四杯，先煎栀子，存二杯半，入香豉，煎杯半，分温二服。得吐者，止后服。

栀子甘草豉汤三十

栀子十二枚　甘草七钱　香豉一两四钱

煎如前法。得吐，止后服。

栀子生姜豉汤三十一

栀子十二枚　生姜一两八钱　香豉一两四钱

煎如前法。得吐，止后服。

>> 太阳坏病入少阴脏证

汗后表虚漏泄恶风恶寒

太阳经病，土负水胜，则入少阴肾脏。如汗后漏泄不止，表疏恶风，小便艰难，四肢微急，屈伸不柔者，此汗泄而阳亡也。经络之阳，根于肾水，宜桂枝加附子汤，以培阳根也。若汗后表病不解，反恶寒者，亦汗亡营中之阳也。宜芍药甘草附子汤，甘草培土，芍药敛营，附子温肾水而暖营血也。若下后复汗，身体振寒，脉候微细，以下亡其里阳，汗亡其表阳，致内外俱虚故也。

桂枝加附子汤三十二

桂枝一两　芍药一两　甘草七钱　生姜一两　大枣十二枚　附子一枚，炮

煎如桂枝汤法。

芍药甘草附子汤三十三

芍药一两　甘草一两　附子一两

水五杯，煎杯半，分温再服。

汗吐下后心满气冲头眩身摇心悸肉瞤

伤寒吐下后，心下逆满，气上冲胸，起则头眩，脉沉而紧者，土败阳虚，浊阴上乘也。又复发汗，以亡经中之阳，温气外泄，血冷木枯，风动身摇，振振不已。此其病在经络，根原脏腑，缘于水泛土湿，木郁风动。宜苓桂术甘汤，燥土而泻水，疏木而达郁也。

若发汗之后，汗出不解，病人仍发热，心下荒悸，头目眩晕，皮肉瞤动，身体振摇，势欲穴地自安，此以汗出阳亡，水寒土湿，木郁风动，冲击而不宁也。宜以真武汤，泻湿燥土，清风木而温寒水也。

凡汗多阳亡，其人叉手自冒其心，心下动悸，欲得手按者，缘于土败木郁，风动神摇。宜桂枝甘草汤，疏木而培土也。汗多阳亡，病人叉手自冒其心者，率多耳聋。以肺胃逆行，胆木不降，浊气上填，孔窍不虚灵也。

大抵脉候浮数，法当汗解，若下败脾阳，身重而心悸者，则不可发汗，当俟自汗而解。此其尺中脉微。里阳原虚，须阳气渐复，表里皆实，经气外发，自能汗愈也。

凡尺脉迟微者，皆不可汗。营候于尺，汗化于营，尺微营虚，故不可汗。汗之亡阳者，亡其血中之温气也。（真武汤在少阴）。

茯苓桂枝白术甘草汤三十四

茯苓一两四钱　桂枝七钱　白术七钱　甘草七钱
水六杯，煎三杯，温分三服。

桂枝甘草汤三十五

桂枝一两四钱　甘草七钱
水三杯，煎一杯，顿服。

汗下后发作奔豚

汗后阳亡土湿，风木郁动，则生振悸。轻者悸在心下，重者悸在脐间，脐下振悸，根本摇动，是欲作奔豚之象也。奔豚之发，起于少腹，直犯心胸，冲突击撞，其痛不支，咽喉闭塞，七窍火发，病之最凶恶者。宜苓桂甘枣汤，泄湿培土，补脾精而达木郁也。

凡烧针取汗，表泄阳虚，针孔被寒，核起而赤者，必发奔豚，缘外寒闭束，风木郁冲之故。宜先灸核上各一壮，散其外寒，以桂枝加桂汤，疏木而下冲也。至于下后阳虚，下焦阴气上冲者，亦皆奔豚之证，悉宜桂枝加桂汤也。

茯苓桂枝甘草大枣汤 三十六

茯苓一两八钱　桂枝一两四钱　甘草一两　大枣十五枚

甘澜水十杯，先煎茯苓，减二杯，入诸药，煎三杯，温服一杯，日三服。

作甘澜水法：用水十杯，置盆内，经勺扬之数百遍，水上有珠子千颗相逐，乃取用之。

桂枝加桂汤 三十七

桂枝一两七钱　芍药一两　甘草七钱　生姜一两　大枣十二枚

煎如桂枝汤法。

火劫温针后惊悸发狂

伤寒脉浮，应以汗解，医以火逼劫之，汗多阳亡，必惊悸发狂，起卧不安。以土败胃逆，胆木拔根则惊生，浊阴上填，迷塞心宫则狂作。宜救逆汤，桂枝去芍药之泻阳，加蜀漆吐败浊以疗狂，龙骨、牡蛎，敛神魂以止惊也。

凡伤寒误用温针取汗，以亡其阳，胆木拔根，必生惊悸也。

救逆汤 三十八

桂枝一两　甘草七钱　生姜一两　大枣十二枚　蜀漆一两，洗去腥　龙骨一两四钱　牡蛎一两七钱，熬水十二杯，先煮蜀漆，减二杯，入诸药，煎三杯，温服一杯。

火逆汗下后烦躁

太阳经病，误用火熏，助其经热，是谓火逆。火逆之证，热在表，不在里，误服下药，虚其里阳，其病不解。因复烧针发汗，亡其表阳，阳根欲脱，遂至烦躁不安。宜桂枝甘草龙骨牡蛎汤，疏木培土，敛神气而除烦躁也。

凡或汗或下，病不解而生烦躁者，皆土败水侮，阳根欲脱。宜茯苓四逆汤，参、甘培其中气，姜、附温其水土，茯苓泻其肾邪也。

若下之泻其里阳，又汗之亡其表阳，昼而阳气飞越，烦躁不得眠，夜而阳气收敛，安静无扰，不呕不渴，内无里证，身不大热，外无表证，而脉候微沉，是阳虚而内寒，宜干姜附子汤，温中下以回阳气也。

盖阳亡则寒生，若平素汗多，而重发其汗，阳神不归，必恍惚心乱，小便之后，阴管作疼。以乙木遏陷，疏泄不畅，便后木气凝涩而不达也。

桂枝甘草龙骨牡蛎汤三十九

桂枝三钱五分　甘草七钱　龙骨七钱　牡蛎七钱

水五杯，煎二杯，温服大半杯，日三服。

茯苓四逆汤四十

茯苓二两一钱　人参三钱五分　甘草七钱　干姜五钱二分　附子一枚，炮，去皮脐，破八片

水五杯，煎二杯，温服大半杯，日三服。

干姜附子汤四十一

干姜三钱五分　　附子一枚，生用

水二杯，煎一杯，顿服。

〉〉太阳坏病入厥阴脏证

汗后吐蛔

太阳经病，汗下亡阳，土湿水寒，木气不达，则病及厥阴肝脏。如脏腑素寒，复发汗，以亡其阳，胃冷而气逆，必吐蛔虫。

伤寒说意卷三

太阳经坏病结胸痞证

〉提纲

卫气为阳，风伤卫者，病发于阳也。卫伤则遏逼营血，而生里热。血化于脏，脏阴衰者，多传阳明之腑。营血为阴，寒伤营者，病发于阴也。营伤则束闭卫气，而生表寒。气化于腑，腑阳弱者，多传太阴之脏。

病发于阳者，俟其热邪传里，已入胃腑，非不可下。方其在经，法应汗解，而反下之，表阳内陷，则成结胸。病发于阴者，内寒郁动，易入脾脏，始终忌下。方其在经，亦应汗解，而反下之，里阴上逆，则成痞证。

太阳之病，不解于太阳之经，而内传脏腑，生死攸关，是皆太阳之坏病也。然入腑则用承气，入脏则用四逆，犹有救坏之法。至于未入胃腑，下早而为结胸，未入脾脏，误下而成痞证，则坏而又坏矣。仲景变承气而为陷胸，变四逆而为泻心，所以救坏中之坏也。

〉太阳坏病结胸证

结胸大陷胸汤证

结胸者，将来之阳明腑证，下早而成者。胃腑燥热，汗亡里阴，则入阳明，胸膈湿热，下陷表阳，则成结胸。阳明戊土，化

37

气于燥金，是以胃热则生燥，太阴辛金，化气于湿土，是以肺热则生湿。腑热将作，胸热先生，故未入阳明，而遽下之，则成结胸。

如太阳病，脉浮而兼动数，风中于表则脉浮，热盛于经则脉数，表闭里郁则脉动，动而不得外泄则痛生。然数从浮见，尚非内实，浮则表证不解，其人头痛，发热，汗出，恶寒者，表未解也。表未解者不可下，下则表阳内陷。医不解表，而反下之，动数之脉，变而为迟，以其腑热未起，下则阳负而阴胜也。胃主降浊，土败胃逆，甲木上冲，胆胃之气，两相格拒，于是胸中作痛。甲木下行，而化相火，在下为主，在上为客，心肺之气，为甲木逆上之客气所冲，不得下达，相火郁发，外无泄路，于是息短胸盈，烦躁懊憹，膈热内郁而经阳外束，既不外泄，势必内陷。经腑之气，闭塞坚凝，心中硬满，是为结胸。气滞则生饮，宜大陷胸汤，泻热而排饮也。

若不成结胸，而下伤中气，其在阳分，则湿热郁蒸而头上汗出，其在阴分，则湿寒凝涩而小便不利，土败湿作，身必发黄也。

大陷胸汤四十二

大黄二两一钱　芒硝五两六钱　甘遂一钱，研末

水六杯，先煎大黄，取二杯，去渣，入芒硝，煎一两沸，入甘遂末，温服一杯。得快利，止后服。

结胸诸变

伤寒六七日，经尽当解，而一有结胸，则至期不解。其膈热郁蒸，已成实邪，心下满痛，按之坚硬如石，关脉浮紧，是浊阴格其清阳，结塞不开，宜大陷胸汤也。若连发其汗，又复下之，

津亡燥动，舌干发渴，日晡之时，小发潮热，不大便五六日，从心下以至少腹硬满疼痛，手不敢近，是邪热已深，湿将化燥，结胸而下连胃腑也。腑证合用承气，但潮热非甚，亦宜用大陷胸汤也。

若项亦强直，状如柔痉，是湿热熏蒸，津涸筋燥，结胸而上连颈项也。亦宜陷胸，汤恐速下，变而为丸，大黄、芒硝，清其热，葶苈、杏仁，泻其湿也。

结胸之证，下阴上阳，寸浮关沉，而其可以下愈，以其下焦之阳，未至绝根，故推陷上焦之阳，使之下接阳根。若其脉浮大，绝无沉意，是阳根已绝，万不可下，下之则死矣。若迁延日久，结胸之证，无一不俱，一见烦躁，则上热已极，阳根尽泄，虽不下而亦死矣。

若轻者，名为小结胸，亦在心下，但按之则痛，与大结胸之不按亦痛异，脉候浮数滑，与大结胸之寸浮关沉异。此亦湿热郁蒸之病，宜小陷胸汤，黄连清其热，半夏降其逆，栝蒌涤其痰也。

大陷胸丸四十三

大黄二两八钱　芒硝一两七钱　葶苈一两七钱，熬　杏仁二两八钱

大黄、葶苈为末，入杏仁、芒硝，合研如脂，丸弹子大，以甘遂末一钱匕，白蜜一小杯，水二杯，煎一杯，温顿服之，一宿乃下。不下，再服，取下为效。禁忌如常。

小陷胸汤四十四

黄连三钱五分　半夏一两七钱　栝蒌实大者一枚

水六杯，先煎栝蒌，取三杯，去滓，入诸药，煎二杯，分温三服。

脏结

结胸与脏结不同，结胸者，阳明之病，其证不按亦痛，按则痛剧难忍，寸脉浮，关脉沉，是上热而下寒也，脏结者，太阴之病，状如结胸，其实乃太阴胸下结硬之痞证而无上热者也，饮食如故，时时下利，其脉寸浮关沉，亦如结胸，但关则小细沉紧。腑阳颓败，脏阴牢结，究与结胸脉殊。若舌上白胎滑者，其病难治，盖舌为心窍，白为肺色，心火既衰，肺津瘀浊，胶塞心宫，故舌起白胎。胃土燥热，则胎黄涩，肺金湿寒，则胎白滑也。

若胁下素有痞块，连在脐旁，痛引少腹，而入阴筋，缘土湿木郁，筋脉短急，故牵引作痛。肝主筋，脉自少腹而络阴器，其经络如此也。此其土败木贼，中气磐郁，四维不转，是名脏结。结而不解，必死无疑也。脏结之证，阴胜则寒，阳复则热，寒为死机，热为生兆。阴阳相搏，多见烦躁。复之过者，邪热内燔，亦有下证。若绝无阳证，不往来寒热，人反静而不躁，舌上胎滑者，是为纯阴，不可攻也。

误下诸变

太阳经病未解，而遽下之，其脉促而不结胸者，经中阳气，内为阴格，外为邪束，不能通达，是以脉促。而既不结胸，则表阳未陷，经气郁发，必当作汗，此为欲解也。若寸脉浮者，阳为阴格，不得下通，必结胸也。脉紧者，表阳被郁，邪火上炎，必咽痛也。脉弦者，下伤脾胃，木气不舒，肝胆之脉，布于胁肋，必两胁拘急也。脉细数者，浊阴上逆，微阳浮升，必头痛不止也。脉沉紧者，表邪外束，胃气上逆，必欲呕也。脉沉滑者，肝木不升，郁动于下，必协合外热而为泄利也。脉浮滑者，乙木郁陷，疏泄失藏，必下血也。

盖木司营血，其性上升，木气不达，郁勃动荡，乃见滑象。滑而沉者，病在于脏，故主下利，滑而浮者，病在于经，故主下血。肝脉在左关，若郁于土中，则诊见于关，郁于水内，则诊见于尺矣。

误下脾陷

太阳病二三日，方传阳明、少阳之经，乃但欲起，不能卧，烦躁如此，其心下必结。以邪逼阳明，经气不降，少阳无下行之路，二气痞塞，故胃口结滞，阳明、少阳之脉，必见弦大。若脉微弱者，此阴盛阳虚，本有寒邪在下也。寒则宜温，乃反下之，当脾陷而为泄利。若利止，必胃逆而为结胸。若泄利未止，四日见其外热，以为内热，复误下之，则阳根上泄，外热不退，而内寒下利，永无止期，此作协热利也。

〉〉太阳坏病痞证

痞证表里

痞证者，将来之太阴脏证，误下而成者。胃主降浊，脾主升清，人之心下虚空者，清阳升而浊阴降也。下伤中气，升降失职，浊阴上逆，则心下痞塞，清阳下陷，则大便泄利，故痞证必兼下利，以其中气之败也。太阴病，腹满自利，下之则胸下结硬。腹满者，痞之根，然尚未成痞，下之而胸下结硬，乃成痞矣。

如太阳伤寒，多入三阴。表证未解，应当解表，而医数下之，败其脾阳，遂协合外热而为泄利。缘表证不解，则外热不退，下后内愈寒而外愈热，是谓协热利。清气下陷而泄利不止，则浊气上逆而心下痞硬，内寒外热，表里不解。宜桂枝人参汤，桂枝解其表，姜、甘、参、术，解其里也。

若伤寒大下之后，复发其汗，阳败阴乘，心下痞硬，理宜攻痞。如外见恶寒者，亦是表未解也，不可攻痞，攻痞则陷其表阳。当先解其表，表解后，乃可攻痞，解表宜桂枝汤，攻痞宜大黄黄连泻心汤也。

前用桂枝人参，双解表里，此用桂枝解表，大黄黄连攻里者，以上则外热，此则外寒。阴阳之理，外热者必内寒，外寒者必内热。表证未解，阴邪束闭，阳郁不达，则外见恶寒，外寒则内必发热，此以外寒包其内热，故用桂枝以解外寒，大黄黄连以攻内热。痞证阴盛格阳，郁生上热，以大黄黄连推其上热，使之下达，则肺热肃清。设其下寒续生，则宜改温药矣。

桂枝人参汤四十五

桂枝一两四钱　人参一两　白术一两　甘草一两四钱　干姜一两

水十杯，先煮四味，取五杯，入桂枝，更煮取三杯，温服一杯，日再夜一服。

大黄黄连泻心汤四十六

大黄七钱　黄连三钱五分
以麻沸汤二杯渍之，须臾绞去滓，分温再服。

清上温下

伤寒脉候浮紧，应以汗解，乃反下之，表阳内陷，紧反入里，浮紧变为沉紧，里阴逆上，于是作痞。痞证阴阳拒格，下寒上热，合用诸泻心清上温下之法。

其主大黄黄连泻心者，以浊阴逆凑，痞闷不开，阳气遏郁，必生上热，阴气凝冱，必生下寒。下寒已作，逼其上热，二气搏结，证则心下石硬，脉则关上沉紧，一定之理。若按之心下濡而不硬，诊之关上浮而不沉者，是胃阳之不降，浊气之壅郁，上热已生而下寒未作也。此缘下伤中气，胆胃逆升，土木壅遏，结滞不散，相火燔腾，故生上热。大黄黄连泻胆胃之郁热，则气降而痞消，名曰泻心，是泻少阳胆木之相火也。若下寒已作，则此法难用矣。

下寒既动，心下块硬，关上脉沉，固无用矣，而上热逼蒸，下无去路，则开发皮毛，泄而为汗。使其心下硬满，而复恶寒汗出者，则是下寒已动。宜附子泻心汤，大黄、芩、连，泻其上热，而加附子，以温下寒也。此与桂枝人参、大黄黄连，自是一证。其始中焦阴凝，未生上热，故用桂枝解其表邪，人参理其中气。迟则上热已生，故变桂枝人参之法，桂枝解其表寒，而易大黄黄连泻其里热。继则下寒已动，故变大黄黄连之法，大黄、芩、连，清其上热，而加附子，温其下寒。下寒生则上热逼郁而愈甚，故增黄芩，以清胆火也。

附子泻心汤四十七

黄连三钱五分　黄芩三钱五分　附子一枚，炮，去皮脐，别煮，取汁　大黄三钱五分

以麻沸汤二杯渍之，须臾绞去滓，内附子汁，分温再服。

泻心诸变

伤寒中风，医不解表，而反下之，败其中气，腹中雷鸣下利，日数十行，完谷不化，心下痞满，干呕心烦，不得安静。医见心下之痞，以为热结在中，下之未尽，乃复下之，中气更败，

其痞愈甚。不知此非结热，但以中脘虚亏，不能制伏阴邪，客气上逆，故成硬满。宜甘草泻心汤，甘、枣、姜、夏，温补胃气而降浊阴，芩、连，清其胆火也。

若伤寒汗出解后，胃中气不调和，心下痞硬，干噫食臭，胁下有水气，腹中雷鸣下利者，此甲木克土，土虚不能制水，水郁胆部而积于胁下，水合木邪，以贼中气，脾土陷泄而胃土逆塞也。宜生姜泻心汤，姜、甘、参、夏，温补中气，以转枢机，芩、连，清其胆火也。

甘草泻心汤四十八

甘草一两四钱　　大枣十二枚　　半夏一两七钱　　干姜一两　　黄芩一两　　黄连三钱五分

水十杯，煮六杯，去渣，再煎取三杯，温服一杯，日三服。

生姜泻心汤四十九

生姜一两四钱　　人参七钱　　甘草七钱　　大枣十二枚　　半夏一两七钱　　干姜三钱六分　　黄芩一两　　黄连三钱五分

水十杯，煮六杯，去渣，再煎取三杯，温服一杯，日三服。

泻心变法

伤寒服泻下汤药，下利不止，心下痞硬，服泻心汤已，下利如故。医谓内热，复以他药下之，其利不止。又谓内寒，以理中与之，其利益甚。不知理中者，分理中焦，此其利在下焦滑脱，非理中所能。宜赤石脂禹余粮汤，固其滑脱，利乃可止。若使复利不止者，此土湿木陷，后窍疏泄而失藏也，当利其小便，开其水道，则谷道闭矣。

下利上痞，总因湿旺。凡误下心痞，与泻心汤不解，口燥心烦，小便不利者，悉缘土湿木郁，不能疏泄水道。宜五苓散，燥土而泻湿也。（方在太阳）。

赤石脂禹余粮汤五十

赤石脂五两六钱，研　　禹余粮五两六钱，研

水六杯，煮取二杯，分三服。

泻水排饮

痞证阴阳格拒，寒热逼蒸，则生水气，所谓阴阳交，则生湿也。

太阳中风，而有下利呕逆之证，是水旺土湿，胃逆而为呕，脾陷而为利也。是宜攻其水，然必表解者，方可攻之。

若其湿邪郁阻，浊气升塞，头痛干呕短气，心胁痞硬作疼，而外则汗出而不恶寒者，是表解里未和也。宜十枣汤，大枣培土，芫、遂、大戟，泻其里水也。

凡伤寒，发汗吐下解后，心下痞硬，噫气不除者，缘土败湿滋，胃气上逆，肺郁痰化，清道壅塞。宜旋覆花代赭石汤，参、甘、大枣，补其中气，半夏、姜、赭，降其冲逆，旋覆，行其痰饮也。

他若病如桂枝证，头不痛，项不强，寸脉微浮，心中痞硬，气冲咽喉，不得喘息，此为湿盛胃逆，浊阴填塞，肺郁而化寒痰，停瘀胸膈，故气冲而不下也。法当吐之，以瓜蒂散，涌其寒痰。但吐法颇升膈上清阳，诸亡血之家，肺气素逆，勿用此法。

十枣汤五十一

芫花　甘遂　大戟　大枣十枚

等份为末，水二杯，煮大枣肥者十枚，取大半杯，去枣，入

药末，强入服一钱匕，弱者半钱，旦日温服。若下少，病不除者，明日再服半钱。得快利后，糜粥温养。

旋覆花代赭石汤五十二

旋覆花一两　人参七钱　半夏一两七钱　甘草一两　代赭石三钱五分，煅，研　生姜一两七钱　大枣十二枚

水十杯，煮取六杯，去滓，再煎取三杯，温服一杯，日三服。

瓜蒂散五十三

瓜蒂一分，熬　赤小豆一分

研末，取一钱匕，以香豉三钱五分，热汤大半杯煮稀糜，去渣，取汁和散，温顿服之。不吐者，少加之，得快吐乃止。

伤寒说意卷四

阳明经

〉〉提纲

阳明从燥金化气，其经在太阳之次，肌肉之分，起鼻之交頞，挟口环唇，行身之前，下膈挟脐，循胫外，由足跗而走大指。

阳明为三阳之长，太阳经病不解，营卫内郁，二日必传阳明之经。阳气盛满，故脉大而身热。若腑阳素实，则自经入腑。表热传里，里热，则桂、麻解表之法，变为承气攻里之方。仲景立阳明之篇，专为入腑者设，非第二日阳明之经病也。

〉〉阳明初病葛根汤证

阳明腑证，自太阳传来，方其自经入腑之始，法宜解表。其得之中风，发热恶风，汗出脉缓者，宜桂枝汤。其得之伤寒，发热恶寒，无汗脉紧者，宜麻黄汤。以太阳、阳明，经腑合病，经证如初而腑热未成，故但解太阳之经，不攻阳明之腑，经热既泄，则腑热不作矣。

经热不泄，则腑热必作，以其腑阳之盛也。何以知其腑阳之盛？以其脉大也。阳明经腑，皆主下降，外为风寒所闭，经络束迫，胃气郁遏，上脘不降，宗气壅塞，不能顺下，故有喘而胸满之证。背者，胸之府也，胸膈郁满，宗气不得前降，则逆冲于背项，是以项背强直，大与太阳不同。

一见项背强直，便是经腑合邪，宜加葛根，清散阳明经腑之郁。其项背强直而汗出恶风者，用桂枝加葛根汤。其项背强直而无汗恶寒者，用葛根汤。胃为受盛之府，胃腑松缓，容纳有余，则吐利不作，经络束迫，致腑气郁遏，不能容受，故见吐利。利者，用葛根汤，解表而舒胃气，使不致郁陷，吐者，用葛根加半夏汤，解表而降胃气，使不致冲逆。

表证不解，自太阳、少阳之经，内连阳明之腑，是谓三阳合病。其脉浮大，上于关上，胆热传之胃土，但欲眠睡，睡则阳气郁蒸，目合而汗出，是又当于桂、麻、葛根之中，加以柴、芩也。

桂枝加葛根汤五十四

桂枝一两　芍药七钱　甘草七钱　生姜一两　大枣十二枚　葛根一两四钱

水十杯，先煮葛根，减二杯，去沫，入诸药，煎三杯，温服一杯。取微汗，不用食粥。

葛根汤五十五

葛根一两四钱　麻黄七钱　桂枝七钱　芍药七钱　甘草七钱　生姜一两　大枣十二枚

水十杯，先煮葛根、麻黄，去沫，入诸药，煎三杯，温服一杯。覆衣，取微汗，不用食粥。

葛根加半夏汤五十六

葛根一两四钱　麻黄一两，汤泡，去黄汁，焙　桂枝七钱　芍

药七钱　甘草七钱　生姜一两　大枣十二枚　半夏一两七钱

水十杯，煎三杯，温服一杯。覆衣，取微汗。

›› 阳明腑证

阳明病，自经传腑之始，发表宜彻，汗出不彻，则经热郁蒸，自表传里。阳气拂郁，不得汗泄，身热面赤，烦躁短气，疼痛不知处所，乍在腹中，乍在四肢，此必入胃腑。若以表药发之，汗出热退，犹可不成腑证，迟则传腑，而成承气汤证，较之在经，顺逆攸分矣。缘其里阳素盛，而皮毛不开，经热莫泄，则腑热续发，表里感应，自然之理也。

究其由来，或失于发表，或发表而汗出不彻，或发汗利水，津亡土燥，皆能致此。其自太阳来者，寒水之衰也，谓之太阳阳明。自少阳来者，相火之旺也，谓之少阳阳明。自阳明本经来者，谓之正阳阳明，全缘燥金之盛也。

其始腑热未盛，犹见恶寒，及其腑热已盛，则恶寒自罢。内热蒸发，汗出表退，风寒悉去，全是一团燥火内燔。俟其手足汗流，脐腹满痛，日晡潮热，烦躁谵语，喘满不卧，则大便已硬，当服下药。轻者用调胃承气汤，早和胃气，不令燥结，其次用小承气汤，重者用大承气汤，下其结粪，以泻胃热也。

调胃承气汤五十七

大黄一两，酒浸，去皮　甘草七钱　芒硝二两八钱

水三杯，煎一杯，去滓，入芒硝，煮化，少少温服。

小承气汤五十八

大黄一两四钱　厚朴七钱，炙，去皮　枳实三枚，煮

水四杯，煎杯半，温分三服。初服当更衣，不更衣，尽服之。

大承气汤五十九

大黄一两四钱，酒洗　芒硝一两　枳实五枚，炙　厚朴二两八钱，炙

水十杯，先煮枳、朴，取五杯，去滓，入大黄，煎二杯，去滓，入芒硝，火化，分温再服。得下，止服。

下期

凡服下药，宜俟六日经尽之后，腑热内实，表邪外解，乃无后虑，不可早攻，以致他变。若微见恶寒，便是表证未解，慎不可下，下之表阳内陷，遂成结胸诸证，当先服表药，表解而后下之。若不大便五六日，经尽表解，下证悉具，是为可下之期。观其小便，若水道不利，日仅一两次，则其胃中必不结燥，迟即自能大便，不可下也，小便一利，大便必干，乃可以大承气下之。若其昏迷，不索茶水，则小便不必甚利，亦有结粪，下证已备，恐难再缓。先与小承气汤一杯，汤入腹中，后门失气者，此有结粪，以结粪阻格，胃气壅遏，胸腹胀塞，故作痛满，小承气泻其积气，因后失于魄门也，宜以大承气下之。如服小承气而不失气者，此必初硬后溏，切不可下。胃无结燥，下之败其里气，恐致胀满不能饮食，则为祸不小矣。

下证

腑热已盛，结粪堵塞，不得泄路，非下不可，当审观下证，以投承气。其一，日晡潮热。以金旺于申酉，至期热发，如海水潮汐，应期不爽也。其一，手足汗出。以四肢秉气于胃，胃热四达，手足蒸泄，涣然流漓也。其一，烦躁懊憹。以胃气壅遏，不

得下行，燥热郁发，心君挠乱也。其一，昏冒谵语。以胃热熏蒸，消亡心液，神明迷惑，昏狂不清也。其一，喘呼不卧。以胃热上燔，肺金被克，清气冲逆，不得安卧也。其一，呕不能食。以胃土郁遏，浊气上涌，水谷不下，恶心欲呕也。其一，心胸痞硬。以胃土冲逆，甲木不降，浊气填塞，固结不开也。其一，脐腹痛满。以燥粪堵塞，胃气遏闭，蓄积莫容，不得通达也。

凡此诸证，皆大便结塞，胃热郁升之故。胃以下行为顺，上行为逆，燥矢阻碍，下窍秘涩，胃郁莫泄，因而逆行。下其结粪，肠窍通达，腑热泄而胃气顺矣。缘燥矢为害，燥矢不去，胃郁无从泄也。视其小便，顺利舒长，诊其脉候，沉缓实大，而兼见以上诸证，宜大承气泻之，无庸疑也。若于蒸蒸发热之时，早和以调胃承气，稍重者，小承气微清胃热，不令异时燥结，更为妙也。

急下三证

胃腑始病，下不妨迟，若其内热燔蒸，三阴被烁，精液消亡，遂成死证，法当急下，不可缓也。其一，脐腹痛满，是燥土胜湿，伤及脾阴。以腹满，太阴之证，太阴之湿，化而为阳明之燥，燥土壅遏，是以痛满也。其一，发热汗多，是燥土克水，伤及肾阴。以肾主五液，入心为汗，汗多热甚，则肾水耗泄，胃土焦枯，以燥土而渗少水，势必竭流也。其一，目睛不和，是燥土侮木，伤及肝阴。以肝窍于目，目光之明烛，缘神魂之发露，目睛之宛转，因营血之滋荣，所谓目受血而能视也。土金燥热，煎熬营血，血枯木劲，筋脉焦槁，目系不柔，是以直视不转也。

亡津便燥

阳明腑证，热蒸汗发，表邪尽解，无庸再汗。医见其烦躁不清，以为表邪未退，重发其汗，或自汗已多，而小便又利，凡诸津液亡失，皆令大便干硬。但此阴液既亏，阳气亦弱，虽有燥矢，未可攻下。若其欲便不能，当用蜜煎导法、猪胆汁方，润而通之。如水利土燥而脾气约结，粪粒坚小难下者，宜以麻仁丸，润其燥涩，破其滞气也。

蜜煎导方六十

蜜大半杯

铜器煎之，令凝作梃，长二寸，大如指，内谷道中，欲便时去之。

猪胆汁方六十一

大猪胆一枚

泻汁，和醋少许，灌谷道中，时顷便出。

麻子仁丸六十二

麻仁七两　芍药二两八钱　杏仁五两六钱，熬，研　大黄五两六钱　厚朴五两六钱　枳实二两八钱

为末，炼蜜丸，梧子大，饮服十丸，日三服。渐加之，以润为度。

瘀血

阳明腑病，凡有久瘀之血，则令人善忘，大便虽干而粪下反易，其色必黑。以人之强记不忘者，精藏而阳秘也，瘀血阻碍，神气不得蛰藏，则心浮而善忘。大便之难，缘于肠燥，热归血海，不及大肠，故大便反易。瘀血阻格，水火不交，肾气下郁，是以粪黑。人之大便，火郁则赤，金郁则白，土郁则黄，木郁则青，水郁则黑，各从其脏色也。此宜抵当汤，下其瘀血。

若病人无表证之恶寒，里证之满痛，乃发热至七八日之久，虽脉候浮数，亦可下之。盖浮数虽是表脉，而外无表证，发热不已，此必有里热可知，是以宜下。设或已下，而脉数不变，表里合热，消谷善饥，至七八日不大便者，此必有瘀血。以热不在中焦气分，而在下焦血分，故脉数不为下变也，宜抵当汤下之。若脉数不变而兼见下利不止，必表里协热而便脓血。缘热蒸瘀血，久而腐化，是以成脓。以不早服抵当，故至如此。（抵当方在太阳）。

热入血室

女子阳明病，正值经来，谵语下血者，此为热入血室。以神胎于魂而魂藏于血，血热则神魂迷乱也。火性炎上，其头上汗出，际颈而还。此当凉营而发表也。

伤寒说意卷五

阳明经虚证

›› 提纲

阳明与太阴为表里，阳盛则阳明司权，太阴化燥而入胃腑，阴盛则太阴当令，阳明化湿而传脾脏。人之本气不一，有胃实者，有胃虚者。胃实入腑，则燥热而宜凉泻，胃虚传脏，则湿寒而宜温补。大小承气之证，胃之实者，五苓、四逆之证，胃之虚者。实者是谓阳明病，虚者名为阳明，而实则太阴也。

人知胃实者之无所复传，不知胃虚者之动入三阴，传变无穷也。则承气三汤，可以生人于胃实，可以杀人于胃虚，未可孟浪混施也。

›› 阳明入太阴证

溏泄哕噫

阳明病，胃阳旺者，则当能食，至燥矢结塞，胃气上逆，乃呕不能食。若初传胃腑，即不能食，是阳虚而胃寒也。再见小便不利而手足汗出，是湿寒凝滞，阳不内藏而发泄于四肢也。四肢为诸阳之本，故阳虚内寒之家，手足常多冷汗。湿寒积聚，必作固瘕。固瘕者，瘕块坚固，石硬不软，湿寒渐结，日久而成。人之便后凝白寒滑成块而下者，即瘕之未固而后行者也。此其大便，必初硬后溏。以胃气虚冷，不能蒸水化气，水谷不别，合同而下，故成溏粪也。

凡阳明病，脉浮而迟，便是表热里寒，而见下利清谷者，宜四逆汤，温其胃寒。（方在太阴）。若不温里，而反饮冷水，以助其寒，胃气上逆，必生呕哕，若大吐大下后，阳虚汗出，医见其外热，或以为表证未解，复与之水，以发其汗，或以为里热未清，误以凉药攻之，土败胃逆，俱发哕噎。缘其胃中寒冷，不堪凉泻之味伐其微阳也。

若哕噎而见腹满，便具太阴之证，其前后二窍，定有不利之处。盖木主疏泄，脾土湿陷，肝木莫达，疏泄不行，故二窍不利。湿无泄路，己土郁胀，是以腹满。浊气不得下达，故冲逆而生哕噎。视其前后不利之部，通其郁塞，则湿消滞散，满减哕除矣。

卫虚无汗胃逆咳呕

阳明病，法应多汗，乃反无汗，其身痒如虫行皮中之状者，此以卫气久虚，不能外发，郁于皮腠之中，蠕蠕欲动而不畅达故也。

若卫虚无汗，而小便又利，是阳气下衰，不能摄水也。二三日后，阳气愈衰，上逆而生咳呕，手足厥冷者浊阴上填，必苦头痛。若但觉头眩而不痛，则逆气在胸，未全上头。咳伤咽喉，必苦咽痛。其食谷欲呕者，阳虚而胃逆也。宜吴茱萸汤，人参、大枣，补土而培中，吴萸、生姜，温胃而降逆。若得汤而呕吐反甚者，乃胆胃上逆，而生郁热，当先清其上热也。

凡伤寒呕多，俱因阳虚胃逆，虽有阳明里证，不可攻之也。

吴茱萸汤六十三

吴茱萸三两四钱　人参一两　生姜二两　大枣十二枚
水七杯，煎二杯，温服大半杯，日三服。

湿旺心痞

太阳中风，寸缓关浮、而尺脉微弱，肾气少虚，其人发热汗出，复恶寒，而不呕，此太阳之表证未解也。使其心下痞硬者，此必医误下而陷表阳，以致成痞，非阳明也。使其心下痞不因攻下，并见发热作渴，恶寒已退者，此是太阳表解，转属阳明之腑也。盖阳明腑病，胃气上逆，甲木不降，二气壅遏，自能成痞，不须攻下也。其小便数者，水利土燥，大便必硬，然尺弱肾寒，不可攻下，虽不更衣十日，亦无所苦也。即渴欲饮水，亦当少少与之，但以法救其干燥而已。以其渴是土湿木郁，而生风燥，原非火盛。宜五苓散，泻湿而燥土也。（方在太阳）。

阳明病，凡心下硬满者，皆是土弱胃逆，即太阴之痞证也，慎勿以寒药攻之。攻之败其中气，泻利不止者，死。泄利止者，脾阳来复，乃可愈也。

寒热脉紧

阳明中风，发热恶寒，脉浮而紧，是太阳之表证未解，卫闭而风不能泄也。而口苦咽干，有少阳之经证，腹满微喘，有太阴之脏证。缘阳衰土湿，中气不运，胃气上逆，胆火郁升，故病象如此。此其表邪不解，而里阴复盛，若误下之，则阳败湿滋，必小便难而腹更满也。

如其发热汗出，不恶寒而反恶热，是太阳表解，而属阳明之腑矣。但既觉腹满，则其太阴湿旺，虽经汗解，其身必重。若误汗以亡其阳，则烦躁昏愦，而作谵语。若烧针以亡其阳，则烦躁怵惕，而废眠卧。若误下以亡其阳，则土败胃虚，下焦客气，逆动于胸膈，心神扰乱，懊憹不宁，官城痰塞，舌上胎生者，宜栀子豉汤，涌其败浊也。若下后阴亡土燥，渴欲饮水，口干舌涩者，宜人参白虎（方在太阳），培中而益气，泻热而清金。若脉浮发热，渴欲饮水而小便不利者，是土湿木郁，风动津耗而疏泄不行也，宜猪苓汤，二苓、滑、泽，泻湿而燥土，阿胶清风而润木也。

猪苓汤 六十四

猪苓三钱五分　茯苓三钱五分　泽泻三钱五分　滑石三钱五分
阿胶三钱五分

水四杯，先煮四味，取二杯，去渣，入阿胶，消化，温服大半杯，日三服。

汗下亡阳

阳明病，发热脉紧，是太阳证，口苦咽干，是少阳证，汗出恶热，是阳明证，此谓三阳合病。而腹满身重，难以转侧，则太阴之湿旺也，兼开阖迟涩而唇口不仁，则阳明之虚也，以脾主肌肉而开窍于口，阳性轻捷，阴性迟拙，阳明负而太阴胜，故身重而口拙。面色垢污，则少阳之虚也，以肝主色，血畅则色华，厥阴陷而少阳逆，故木枯而色晦。谵语遗溺，是太阳之虚也，以膀胱主藏，阳藏则火秘而神清，阳泄则水决而志惑，少阴盛而太阳虚，故遗溺而妄言。阳虚如是，若误汗以亡阳，则神败而谵语，若误下以亡阳，则额上生汗而阳泄于头面，手足逆冷而阴旺于四肢，危矣。速宜补中温下，以回微阳。若其自汗而不因汗下者，是肺胃之热，蒸泄皮毛，宜白虎泻热清金。凡阳明病，汗出多而渴者，便是人参白虎证，慎不可与猪苓汤，以汗多土燥，猪苓汤复利水而亡津也。若使口中干燥，但欲漱水，不欲下咽者，此热在经而不在腑。经热不泄，此必致衄。凡脉浮发热，口干鼻燥，而又复能食者，此皆经热而非腑热，失于发表，则为衄也。

谵语郑声

阳明病，阳盛则作谵语，阳虚亦作谵语。其误汗亡阳而谵语者，脉见短促，则阳绝而死，脉自和者，则阳复不死。其谵语而直视喘满者，则阳败而上脱，下利清谷者，则阳亡而下脱，于法皆死。

盖阳盛之谵语，是谓谵语，阳虚之谵语，是谓郑声。郑声者，语言重复，颠倒错乱，阳虚见此，多主死也。

汗出紧愈

阳明病，脉浮而紧，则表闭阳郁，必将遏其燥火，而见潮热日晡发作也。若但浮而不紧，则表疏卫泄，寐时阳气失藏，必盗汗出也。

凡阳明病，脉见浮紧，便难作汗。其初欲食，是有谷气，大便自调，小便不利，是亦有水气。水气胜则汗不出，谷气胜则汗出。其人骨节疼痛，翕翕如有发热之状，此表邪闭束，阳郁欲发而热未盛也。然忽然烦躁发狂，濈然汗出而病解者，是水气不胜谷气，故表开而汗出。水随汗泄，脉紧自愈矣。

湿盛发黄

阳明病，里虚误下，败其中气，阳不归根，肢体温热，客气上逆，不至结胸。心中懊憹，饥不能食，此膈下之阴与胸上之阳郁蒸而生败浊也。阳为阴格，升泄失敛，则头上汗出。宜栀子豉汤，吐其瘀浊（方在太阳）。瘀浊不吐，湿邪淫泆，是发黄之根也。

凡阳明病，面见赤色，便是阳郁，不能外发。以其胃气之虚，此宜发表，不可攻里，攻之阳败湿滋，必小便不利，发热而身黄也。阳衰湿旺，一得汗溺疏泄，则湿去而土燥。若汗尿不通，湿无去路，心中懊憹，败浊郁蒸，则身必发黄也。若被火熏，不得汗出，但头上微汗，而小便不利，身必发黄也。盖发热汗出，则湿热消散，不能发黄。若但头上汗出，颈下全无，小便不利，渴饮水浆，此缘瘀热在里，故作渴饮水。而汗尿不通，湿热莫泄，则身必发黄，宜茵陈蒿汤，泻热而除湿也。（方在太阴）。

若其脉迟者，阳虚阴盛，食不甘味，难以致饱，饱则水谷不消，微生躁烦，头眩腹满，小便不利，此欲作谷疸之象。谷疸者，伤水谷而发黄也。虽下之，腹满如故，不为之减，以其脉迟而阴盛也。

》三阳合病发黄

阳明中风，其脉弦浮而大，浮者，太阳之脉，大者，阳明之脉，弦者，少阳之脉，是三阳之合病也。而短气腹满，则有太阴证。太阴湿土，郁而生热，一身及于面目悉发黄色，鼻干尿涩，潮热嗜卧，时时哕噫，不得汗泄，此阳明之燥夺于太阴之湿也。而非有少阳之邪，不应郁迫如是。少阳之脉，自胃口而走胁肋，湿旺胃逆，阻少阳降路，甲木逆行，而贼戊土，两经痞塞，则心胁皆痛，久按之，而气不流通。少阳脉循两耳，经气冲塞，耳前后俱肿。刺之小差，而外证不解，病过十日之外，脉之弦大续变而为浮者，是虽内连阳明之腑，太阴之脏，而实未离少阳之经也。宜小柴胡汤，外泻少阳之经邪，内补太阴之脏气。

若但浮而不弦，又无少阳诸证者，则病在太阳之经，宜麻黄汤（方在太阳），但发太阳之经邪。汗出热散，则黄自退矣。

若腹满尿癃，而加以呕哕者，土败胃逆，不可治也。

›› 阳明少阳合病

阳明病，外发潮热，而大便稀溏，小便自可，胸胁满硬不消者，是胃气上逆，胆经不降，少阳甲木之贼戊土也，宜小柴胡汤（方在少阳），泻少阳之经邪，补阳明之腑气。又或胁下硬满，不大便而呕吐，舌上白胎者，此亦少阳之贼戊土也。以胃主受盛，乘以甲木之邪，腑气郁遏，受盛失职，水谷莫容，非泄则吐。甲木冲塞，上焦不通，津液瘀浊，则舌起白胎。心窍于舌，津郁于心，故胎见于舌，肺主津，其色白也。宜小柴胡汤，泻少阳之经邪，补阳明之腑气。经腑松畅，则上焦通而津液降，胃气调和，汗出表解矣。

伤寒说意卷六

少阳经

›› 提纲

少阳从相火化气，其经在阳明之次，筋脉之分，起目锐眦，循耳下颈，自胸贯膈，由胁里出外踝，循足跗而走名指。病则经气壅遏，不能顺降，故胸痛胁痞。相火上炎，故口苦咽干。阳气升浮，是以目眩。浊气冲塞，是以耳聋。位在二阳之里，三阴之表，阳盛则热，阴盛则寒，故往来寒热。其视三阳之经，阳气方长，故其脉弦细。

伤寒中风，一日太阳，二日阳明，三日则传少阳。然三日少阳，而不入阳明之腑，太阴之脏，则无少阳诸证，六日经尽，汗出表解，不能自解，则以麻黄、桂枝发之，大小柴胡，不必用也。若内传脏腑，外连少阳之经，然后显少阳诸证。其始得，不必三日，其病解，不必六日，是大小柴胡之证，与太阳之麻、桂无关也。

›› 少阳小柴胡汤证

风寒感伤太阳之经，未经汗解，外而太阳阳明之经迫束于表，内而太阴阳明之气壅逼于里，少阳之经，在二阳三阴表里之间，郁遏不畅，于是病焉。里阴胜则外闭而为寒，寒往而热来，表阳胜则内发而为热，热往而寒来。少阳之经，自头走足，由胸胁而下行，表里壅遏，不得下行，经气磐郁，故胸胁痞满。甲木逆侵，戊土被贼，胃气困乏，故默默不欲饮食。胃以下行为顺，困于木邪，逆而上行，容纳失职，则生呕吐。少阳以甲木而化相火，相火升炎，则生烦渴，肺金被刑，则生咳嗽。甲木失根，郁冲不宁，则腹中痛楚，心下悸动，是皆表里不和，少阳结滞之故。宜小柴胡汤，柴、芩，清其半表，参、甘，温其半里。半夏降其逆，姜、枣，和其中，此表里双解之法也。

小柴胡汤六十五

柴胡一两八钱　黄芩一两　人参一两　甘草一两　半夏一两七钱　生姜一两　大枣十二枚

水十二杯，煎六杯，去渣，再煎三杯，温服一杯，日三服。

若胸中烦而不呕者，去半夏、人参，加栝蒌实。若渴，去半夏，加人参、栝蒌根。若腹中痛，去黄芩，加芍药。若胁下痞硬，去大枣，加牡蛎。若心下悸，小便不利，去黄芩，加茯苓。若不渴，外有微热，去人参，加桂枝，覆衣，取微汗。若咳，去人参、大枣、生姜，加五味子、干姜。

›› 少阳连太阳经证

伤寒四五日，身热恶寒，颈项强直，胁下胀满，手足温暖，发渴而作呕者，是皆少阳之经郁遏不降，逆行而贼戊土，土木壅塞，结而不开也，俱宜小柴胡汤。凡服柴胡，但见少阳一证便是，不必悉具也。

若伤寒六七日，肢节烦疼，微作呕吐，少阳阳明两经相逼，心下支结，旁连胁下，倘其发热而微见恶寒，便是太阳之外证未解，宜柴胡加桂枝汤，治兼太阳之经也。

凡太阳病，迟至十日之外，脉浮细而嗜卧者，是太阳之外证已解，而入少阳之经。少阳之脉弦细，木贼土困，则善眠也。设其胸满胁痛者，则是少阳无疑，宜与小柴胡汤。若脉但浮而不细者，则全是太阳而无少阳，宜第与麻黄汤，发其太阳之表，不必以日久为疑也。（方在太阳）。

柴胡桂枝汤六十六

柴胡一两四钱　黄芩五钱　人参五钱　半夏八钱　甘草三钱五分　生姜五钱　大枣六枚　桂枝五钱　芍药五钱

水七杯，煎三杯，温服一杯。

》少阳入阳明腑证

伤寒寸脉见涩，便是少阳甲木不舒，尺脉见弦，便是厥阴乙木不达，乙木下郁则生风，甲木上郁则生火，风动火炎，木气枯燥，脾胃被刑，法当腹中急痛，宜先用小建中汤，胶饴、甘、枣，补脾胃之精气，姜、桂、芍药，散肝胆之风火。若不瘥者，仍与小柴胡汤，温其半里而清其半表也。凡服柴胡汤已而见燥渴者，此属阳明之腑热，当以法治之，清其腑热也。平素呕吐之家，不可与建中汤，以甘味之动呕也。

凡太阳少阳合病，必见呕利，缘甲木壅遏，则克戊土，胃腑郁迫，不能容受，是以吐泄。吐泄者，少阳传阳明之腑也。其自下利者，宜黄芩汤，甘草、大枣，补其脾精，黄芩、芍药，泻其相火。其呕者，宜黄芩加半夏生姜汤，降其逆气也。

伤寒，发热汗出，而病不解，心中痞硬，呕吐而下利者，是少阳传阳明之腑也。宜大柴胡汤，柴胡解少阳之经，枳、黄，泻阳明之腑，双解其表里也。

若太阳证，过经十余日之久，心中温温欲吐，大便稀溏，胸痛腹满，郁郁微烦，此甚似少阳传腑大柴胡证。如前因极吐下而成者，则是少阳已传阳明之腑。腑病已全，经证微在，可与调胃承气汤，无用柴胡也。以少阳传阳明，经邪外束，腑气内遏，胃不能容，必作呕泄。及其腑热盛发，蒸而为汗，则表解经舒，吐下皆止。此虽吐下，未能尽止，然欲呕微溏，仅存少阳余证，柴胡不可用矣，故与承气。若非由自极吐下得者，则胸痛腹满，便溏欲呕，便是太阴证，勿与承气也。（方在阳明）。

小建中汤六十七

桂枝一两　芍药二两　甘草一两　生姜一两　大枣十二枚　胶胎二两四钱

水七杯，煎三杯，去渣，入胶胎，火化，温服一杯，日三服。

黄芩汤六十八

黄芩一两　芍药七钱　甘草七钱　大枣十二枚

水六杯，煎三杯，日再夜一服。

黄芩加半夏生姜汤六十九

黄芩一两　芍药七钱　甘草七钱　大枣十二枚　半夏一两七钱　生姜一两

煎服如黄芩汤法。

大柴胡汤七十

柴胡二两八钱　黄芩一两　半夏一两七钱　生姜一两七钱　大

枣十二枚　芍药七钱　枳实四枚　大黄七钱

水十二杯，煎六杯，去渣，再煎取三杯，温服一杯，日三服。

经腑双结

伤寒五六日，头上汗出，微觉恶寒，手足逆冷，心下胀满，口不饮食，大便坚硬，脉沉紧而细者，此为少阳阳明两经之微结。以两经郁迫，结于胃口，故心下胀满，不能甘食。此必有少阳之表证，复有阳明之里证。其汗出恶寒，肢冷心满者，表证也，便硬者，里证也。

盖两经合病，土不胜水，必传胃腑。腑证未全，则经证未罢，故定有里证，复有表证。若纯是里证，则腑热外蒸，手足汗流，恶寒悉退，无复少阳表证矣。今头汗恶寒，肢冷心满，现有少阳表证，不得纯谓之里。其脉候沉紧，手足厥冷，亦不得谓之少阴。以少阴无汗，既头上汗出，其非少阴甚明。此半表半里，大柴胡证也。可表里分治，先以小柴胡，解其少阳之经邪，设表解而不明了，再以承气，泻其阳明之腑邪。燥矢一去，则腑热清矣。

少阳传里

少阳之经，在二阳之内，三阴之外，阴阳相平，不入脏腑，则止传三阴之经，六日汗解。不解则以麻、桂发之，非柴胡汤证也。

若阳盛而传阳明之腑，阴盛而传太阴之脏，经证未罢，是谓半表，脏证腑证俱全，是谓半里。半表半里双病，故用大小柴胡双解。

若伤寒三日，病在少阳，而其脉小者，是相火非旺，不入胃腑，经尽表解，病欲自已也。若伤寒三日，病在少阳，既不阳盛入腑，则当阴盛入脏。使其人反能食不呕，此为中气未衰，三阴不受邪也。若伤寒六七日，当经尽表解之时，其人大热而烦躁者，便是传腑之候，如无大热而其人烦躁者，是为入脏之机，盖阴动则阳离，神气升泄，浮越无归，故生烦燥也。

热入血室

妇人中风，发热恶寒，而值经水适来，得病七八日后，脉迟热退身凉，似乎表解矣，乃胸胁之下，满如结胸，而作谵语者，此为热入血室。盖其经热秉血海方虚之时，离表而归里也。宜凉血清肝，泻其相火。

又如中风七八日，续得寒热往来，而值经水适断者，此亦为热入血室，其血必结。血结经瘀，遏闭少阳之气，阳陷则阴束而为外寒，阴升则火炎而生内热，故使寒热如疟，应时发作。宜小柴胡汤，清其经热也。

又如伤寒发热，而值经水适来，昼日明了，夜则谵语，如见鬼状者，此亦为热入血室。盖血为阴，夜而阳气入于阴分，血热发作，故谵妄不明。宜泻热清肝，以泻相火。但邪热在下，治之毋犯胃气及上焦清气，则自愈也。

伤寒说意卷七

少阳经坏病

》 提纲

少阳在阴阳之交，表里之半，忌发汗吐下。泻其阴阳，阳虚而入太阴之脏，阴虚而入阳明之腑，是为少阳坏病。如太阳病，不经汗解，转入少阳，胁下硬满，干呕不食，往来寒热，若尚未吐下，其脉沉紧者，全是小柴胡证，宜与小柴胡汤。若已经发汗吐下温针，以致谵妄不明，柴胡证罢，此少阳之坏病也。审其汗下温针，所犯何逆，以法治之，救其坏也。

》 少阳坏病入阳明证

汗后心悸

伤寒脉候弦细，头痛发热者，是属少阳。少阳以甲木而化相火，不可发汗，汗亡心液，火炎神乱，则生谵语，便是里入胃腑。胃和则愈，胃腑燥热不和，则君相升浮，摇荡不安，烦而且悸也。以相火下蛰，则神魂宁谧，而相火顺降，全凭胃土，胃土右转，阳气清凉而化金水，收藏得政，是以阳秘而不泄。胃土不和，燥热升逆，甲木莫降，拔根而上炎，神魂失归，故烦乱而悸动也。凡伤寒二三日，其心中悸动而烦扰者，是阳明土燥，相火失归，拔根上炎，欲传胃腑。宜小建中汤，滋燥土而清相火也。若伤寒脉结代，心动悸者，是相火升炎，血枯木燥，经络梗涩也。宜炙甘草汤，参、甘、大枣，补中培土，胶、地、麻仁，滋经润燥，姜、桂，行其瘀涩，麦冬清其燥热也。

炙甘草汤七十一

甘草一两四钱，炙　人参七钱　桂枝一两　生姜一两　大枣十二枚　生地五两六钱　阿胶七钱　麦冬一两六钱，去心　麻仁一两六钱

清酒七杯，水八杯，先煮八味，取三杯，去渣，入阿胶，火化，温服一杯，日三服。

表里双解

本柴胡汤证，法不宜下，而误下之，柴胡证罢，此为坏病。若柴胡证不罢者，复与柴胡汤，必蒸蒸而振摇，却发热汗出而解。以下伤胃气，卫气不能遽发，故战栗振摇而后汗出。表解邪退，未为坏也。

如过经十余日，反二三下之，四五日后，柴胡证应罢矣，若柴胡证仍在者，先与小柴胡汤，以解其外。使呕吐不止，心下急迫，郁郁微烦者，此阳明之腑束于少阳之经，表里合病，宜大柴胡汤，表里双解也。

如伤寒十三日不解，期过再经，胸胁满胀作呕，日晡潮热，服下药不解，已而微利，此本大柴胡证，下之不利，今反利者，知医以丸药下之，遗其表证。表邪不解，内热复郁，故虽利而不愈，此非其治也。其潮热者，胃肠之实，宜清其里，但胸胁胀满，上下呕泄，是外有经证，先宜小柴胡以解外，复以柴胡加芒硝汤，清其里热也。

柴胡加芒硝汤七十二

柴胡一两八钱　黄芩一两　人参一两　半夏一两七钱　甘草一

两　生姜一两　大枣十二枚　芒硝二两

煎服如小柴胡法。不解，更服。

下后心惊

凡少阳中风，两耳无闻，目睛色赤，胸满而心烦者，是胃气上逆，贼于甲木。不可吐下，吐下则甲木升摇，悸而且惊。盖甲木化气于相火，随肺胃下降而归命门，相火下蛰，故上窍清虚，耳目聪明。中虚胃逆，肺金失敛，甲木无下行之路，浊气填塞则耳聋，相火上炎则目赤。甲木刑胃，上脘郁迫则胸满。甲木失归，相火升发则烦生。吐下伤其中气，肺胃愈逆，甲木拔根，魂浮胆怯，是以悸而且惊也。

若伤寒八九日，医误下之，以致胸满心烦，惊悸谵语，小便不利，一身尽重，不可转侧者，是下伤中气，湿动胃逆，胆木拔根，神魂不谧，相火升炎，郁生上热也，而经邪未解，表里皆病。宜柴胡加龙骨牡蛎汤，茯苓去湿，大黄泻热，人参、大枣补中，半夏、铅丹降逆，龙骨、牡蛎，敛其神魂，姜、桂、柴胡，行其经络也。

柴胡加龙骨牡蛎汤七十三

柴胡一两四钱　人参五钱　半夏七钱　生姜五钱　大枣六枚
龙骨五钱　牡蛎七钱　桂枝五钱　茯苓五钱　铅丹五钱　大黄三钱五分

水八杯，煎四杯，入大黄，切如棋子，煮一二沸，去渣，温服一杯。

》少阳坏病入太阴证

汗下后寒湿发黄

伤寒六七日，已经发汗，而复下之，土败胃逆，胆木壅遏，以致胸胁满结，小便不利，烦渴不呕，往来寒热，但头上汗出，此上热中寒，外显少阳阳明之郁冲，内隐太阴厥阴之滞陷。宜柴胡桂枝干姜汤，柴胡、黄芩，清相火而降烦热，牡蛎、栝蒌，消满结而解烦渴，姜、甘，温中而培土，桂枝疏木而达郁也。

若得病六七日，脉迟而浮弱，外恶风寒，手足温暖，是太阳中风，欲传太阴之脏也。医反二三下之，败其胃气，不能饮食，而少阳不降，胁下满痛，筋脉不荣，头项强直，土湿木遏，小便不利，面目身体悉发黄色。此阴盛阳虚，胆胃郁冲，肝脾滞陷，一与柴胡汤，寒泻肝脾，清气愈陷，后必下重。

凡渴而饮水即呕者，便是太阴湿旺，柴胡汤不中与也。饮水渴者，食谷必哕，以其胃气之败也。

柴胡桂枝干姜汤七十四

柴胡二两八钱　黄芩一两　甘草七钱　桂枝一两　干姜一两
牡蛎一两　栝蒌根一两四钱

水十二杯，煎六杯，去渣，再煎三杯，温服一杯，日三服。初服微烦，复服汗出愈。

少阳坏病结胸痞证

误下成结胸

太阳与少阳并病，头项强痛，或相火升浮，而生眩冒，时如结胸，心下痞硬者，此少阳阳明之经上逆而壅塞也。当刺肺俞、肝俞，散其郁结。慎勿发汗，汗亡津液，则相火燔腾而生谵语，血枯木燥而脉弦硬。若五六日，谵语不止，宜刺期门，以泻厥阴，肝胆同气，泻肝即所以泻胆也。汗既不可，下亦非宜，汗下伤中，甲木冲逆，此结胸之由来也。

若太阳少阳并病，而反下之，致成结胸，心下硬满，泄利不止，水浆不下，此少阳经气上逆而迫束阳明之腑也。相火升炎，其人必苦心烦。凡伤寒十余日，结热在里而有阳明腑证，复往来寒热而有少阳经证，宜大柴胡汤，双解表里。若但有结胸，而外无大热者，此为停水结在胸胁也。观其头上微汗出者，是水饮阻格，阳气升泄于上。宜大陷胸汤，泻其湿热也。（方在太阳）。

误下成痞

伤寒五六日，呕而发热者，柴胡汤证具备，而误以他药下之，若柴胡证仍在者，复与柴胡汤，必蒸蒸振栗，发热汗出而解，此虽是误下，未为逆也。若心下硬满疼痛者，此为下早而成结胸也，宜服大陷胸汤（方在太阳）。若但硬满而不痛者，此为误下而成痞也，宜半夏泻心汤，半夏降逆，芩、连清上，姜、枣、参、甘，温补中气也。

半夏泻心汤七十五

半夏一两七钱　人参一两　干姜一两　甘草一两　大枣十二枚
黄芩一两　黄连三钱五分

水十杯，煎六杯，去渣，再煎三杯，温服一杯，日三服。

伤寒说意卷八

太阴经

〉提纲

太阴以湿土主令，其经起足大指，循内踝，入腹，上膈，挟咽喉而连舌本。太阴为三阴之长，太阳经病不解，营卫内郁，自阳明而少阳，四日必传太阴之经。若脏阴素旺，则不拘何日，自经入脏。入脏则必须温里，解表不能愈矣。

仲景立太阴及少、厥之篇，皆入脏之里证，非四五六日之经病也。

痛满吐利

太阴与阳明为表里，而升降不同，燥湿异性。燥不偏盛，则阳明右降而化浊阴，湿不偏盛，则太阴左升而化清阳，表里匀平，是以不病。阳明病则胃燥而气逆，故多呕吐，太阴病则脾湿而气陷，故多泄利。以脾陷而肝气不达，郁迫击冲，是以痛满而泄利。脾肝郁陷，则胃胆上逆，是以呕吐而不食。

阳明胃病之吐利，缘燥热之郁，太阴脾病之吐利，因湿寒之旺。若下之，阳亡土败，胃气愈逆，阻格少阳降路，痞塞不开，必胸下结硬。阳明下早，阳陷于胸膈，为阴气所阻，则成结胸，太阴误下，阴逆于心下，为阳气所拒，则为痞证也。

›› 太阴四逆汤证

太阴病，自太阳传来，其脉浮者，表证未解，可以发汗，宜桂枝汤（方在太阳）。若发热头痛，身体疼痛，是太阳表证未解，法宜桂枝，乃脉反见沉，便是太阴脏病，当温其里。宜四逆汤，甘草培土，干姜、附子，温中而暖下也。

凡下利清谷，则病已入里，不可发汗，汗之阳亡土败，湿旺木郁，必生胀满也。下利胀满，有里证者，不可发表，身体疼痛，有表证者，亦当温里。非表病可以不解也，若身体疼痛，而下利胀满，表里皆病，当先温其里，后攻其表，温里宜四逆汤，攻表宜桂枝汤也。

阳明泄利，津液失亡，多病燥渴，若自利而不渴者，则属太阴脏病，以其脏有寒故也。法当温之，宜四逆辈。水泛土湿，少阴之寒，传于太阴，故脾脏有寒也。

四逆汤七十六

甘草七钱，炙　干姜三钱五分　附子一枚，生用，破八片
水三杯，煎半杯，温服。强人可大附子一枚、干姜一两。

腹痛腹满

伤寒胸中有热，腹中有肝胆之邪，肝邪克脾，则腹中疼痛，胆邪克胃，则欲作呕吐，是中脘虚寒，肝脾下陷而胆胃上逆，相火郁升而生上热也。宜黄连汤，黄连清上逆之相火，桂枝达下陷之风木，干姜温脾家之寒，半夏降胃气之逆，参、甘、大枣，补中脘之虚也。

若本太阳之表病，医不解表，而反下之，土虚木贼，因而腹满时痛者，是属太阴脏病，宜桂枝加芍药汤，桂枝达肝气之郁，

芍药清风木之燥也。

其大实痛者，风木贼土，郁结成实，宜桂枝加大黄汤，泻其土郁也。

太阴为病，而脉候软弱，便是脾阳之虚，其人续当自行便利，设当用大黄、芍药者，宜减之，以其胃气虚弱而易动也。

黄连汤七十七

黄连一两　桂枝一两　甘草一两　干姜一两　人参七钱　半夏一两七钱　大枣十二枚

水十杯，煎六杯，去渣，再煎三杯，温服一杯，日一夜二服。

桂枝加芍药汤七十八

桂枝一两　甘草七钱　生姜一两　大枣十二枚　芍药二两
煎服如桂枝汤法。

桂枝加大黄汤七十九

桂枝一两　甘草七钱　生姜一两　大枣十二枚　芍药二两　大黄三钱五分

水七杯，煎三杯，温服一杯，日三服。

发黄

伤寒脉浮而缓，手足自温者，是谓太阴脏证。太阴湿土，为表邪所闭，身当发黄。若小便自利者，湿随便去，则不能发黄。此是脾阳未衰，至七八日间，虽见太阴自利之证，必当自止。以脾家内实，腐秽不容，当后泄而去，非自利益甚之证也。

若伤寒七八日，身黄如橘子色，小便不利，腹微满者，是湿无泄路，瘀而生热，宜茵陈蒿汤，泻其湿热也。凡伤寒瘀热在里，身必发黄，以木主五色，入土化黄，土湿则木郁，木郁于土，必发黄色，宜麻黄连翘赤小豆汤，外泻皮毛而内泻湿热也。若伤寒身黄而发热者，是瘀热之在表也，宜栀子柏皮汤，清表中之湿热也。

若伤寒发汗之后，身目皆黄，则是湿寒而非表热，以汗则热泄故也。此慎不可下，宜用温燥之药也。

茵陈蒿汤八十

茵陈蒿二两　　栀子十四枚　　大黄七钱，去皮

水十杯，先煮茵陈，减六杯，入二味，煎三杯，分温三服。小便当利，尿如皂角汁状，色正赤，一宿腹减，黄从小便去矣。

麻黄连翘赤小豆汤八十一

麻黄七钱　　生姜七钱　　甘草三钱五分　　大枣十二枚　　杏仁四十枚　　连翘七钱，用根　　赤小豆一杯　　生梓白皮三钱

清水十杯，先煮麻黄，去沫，入诸药，煎三杯，分温三服，半日尽。

栀子柏皮汤八十二

栀子十五枚　　甘草三钱五分　　黄柏皮三钱五分

水四杯，煎杯半，分温三服。

伤寒说意卷九

少阴经

›› 提纲

少阴从君火化气，其经起足小指，走足心，循内踝，贯脊，上膈，入肺中，循喉咙而挟舌本。太阳经病不解，自表传里，以至阳明、少阳、太阴，五日则传少阴之经。但传少阴之经，不入少阴之脏，此阳之不衰、阴之非盛者，阴盛则自经而入脏，不化气于君火，而化气于寒水。盖少阴一气，水火同宫，病则水胜而火负，故第有癸水之寒，而无丁火之热。阳亏阴旺，死灰不燃，是以脉沉细而欲寐，体蜷卧而恶寒也。

›› 少阴连太阳经证

少阴水脏，病则脉沉而恶寒，若始得之时，脉已见沉而反觉发热者，是少阴脏病而太阳经证未解也。宜麻黄附子细辛汤，麻黄散太阳之经，附子温少阴之脏，细辛降肾气之逆也。

凡少阴病，得之二三日内，表证未解者，宜麻黄附子甘草汤，微发其汗。以二三日里证未成，而表证未解，则脏阴愈郁而愈盛，故以附子暖其水，甘草培其土，麻黄发微汗以解表也。

麻黄附子细辛汤八十三

麻黄七钱　细辛七钱　附子一枚，炮，去皮，破八片水十杯，先煮麻黄，减二杯，去沫，入诸药，煎三杯，温服一杯，日三服。

麻黄附子甘草汤八十四

麻黄七钱　甘草七钱　附子一枚，炮

水七杯，先煮麻黄，去沫，入诸药，煎三杯，温服一杯，日三服。

误汗亡阳

凡少阴病，脉见微细，则经阳虚弱，不可发汗，汗则亡阳故也。阳虚于经，而尺脉弱涩者，则阳虚于脏，复不可下之也。

若少阴病，咳嗽而谵语者，此被火气逼劫，汗亡肾阳，下寒而上热故也。阳败湿增，木郁不能疏泄，小便必难，以强责少阴之汗也。

若少阴病，但手足厥逆，无汗而强发之，必动其血。血来不知从何道出，或从口鼻，或从目出，是名下厥上竭，至为难治。以阳从汗亡，复自血脱，竭尽无余，未易挽救也。

少阴里证

少阴病，脉微细沉数，此里气之实，不可发汗。凡一见脉沉，当急温之，宜四逆汤也（方在太阴）。

若脉既沉矣，再兼身体疼，骨节痛，手足寒冷者，是水胜而土负，宜附子汤，参、甘，补中而培土，苓、附，泻湿而温寒，芍药清风木而敛相火也。若病得二三日，口中清和，无土胜水负口燥咽干之证，而其背恶寒者，是寒水之旺，以太阳、少阴同行脊背，亦宜附子汤，补火土而泻水也。

少阴以癸水而化君火，病则不化君火而化寒水，火盛则生土而克水，水盛则灭火而侮土。阳明病者，燥土克水，宜用承气，太阴病者，寒水侮土，宜用真武，以水之流湿，其性然也。故少阴负而阳明胜则为顺，少阴胜而太阴负则为逆。土旺于四季，少阴之手足逆冷者，水胜土负，脾胃寒湿，不能行气于四肢也。

附子汤八十五

附子二枚　茯苓一两　人参七钱　白术一两四钱　芍药一两

水八杯，煎三杯，温服，日三服。

咽痛

病人脉尺寸俱紧，是表里皆实，法当无汗，而反汗出者，阳亡而不守也，此属少阴脏病，必当咽痛而复吐利。以少阴水旺土湿，升降倒行，胃逆而贼于甲木，则为呕吐，脾陷而贼于乙木，则为泄利，甲木上冲，浊气壅塞，是以咽痛也。

凡少阴病二三日咽痛者，可与甘草汤，泻热而缓迫急也。不瘥者，与桔梗汤，散结而下冲逆也。咽喉疼痛，率缘浊气冲逆不降，宜半夏散，半夏降其浊，桂枝下其冲也。若咽喉生疮，不能语言，声音不出者，是浊气冲逆，伤其上窍也，宜苦酒汤，半夏降其浊，苦酒消其肿，鸡子发其声音也。

若上病咽痛，下病泄利，胸满而心烦者，以胆胃上逆，故咽痛胸满，肝脾下陷，故泄利，宜猪肤汤，猪肤、白蜜，润燥而除烦，清热而止痛，白粉收滑脱而止泄利也。

甘草汤八十六

甘草七钱，生

水三杯，煎杯半，温服一半，日二服。

桔梗汤八十七

桔梗三钱五分　甘草七钱
水三杯，煎一杯，分温再服。

半夏散八十八

半夏　桂枝　甘草等份
研，和饮服方寸匕，日三服。不能服散，用水一杯，煎七沸，入散一两方寸匕，煎三沸，下火小冷，少少与服。

苦酒汤八十九

半夏研　鸡子一枚，去黄，入苦酒
半夏调苦酒，入鸡子壳中，置刀杯内，安火上，令三沸，少少含咽。不差，更服，至三剂必愈。

猪肤汤九十

猪肤五两六钱
水十杯，煎五杯，去渣，入白蜜一杯，白粉一两七钱，熬香，调和相得，温分二服。（猪肤即猪皮。白粉即铅粉）（白粉即铅粉恐非也，铅有毒，亦不能炒香。应为米粉）

吐利

少阴病，饮食入口即吐，心中温温欲吐，复不能吐，其始得之时，手足寒冷，脉候弦迟者，此有痰涎在胸，故食入即吐，而腐败缠绵，复欲吐不能，缘阳衰土湿，故四肢寒冷，木郁不发，故脉候弦迟。败浊在上，不可下也，法当吐之。

若膈上有寒饮，干呕者，阳败胃逆，不可吐也，急当温之，宜四逆汤也。

凡欲吐不吐，心烦欲寐，五六日后，自利而渴者，此属少阴脏病也。泄利亡津，故饮水自救。若小便色白者，则少阴病形悉具。以阳亡土败，不能制水，下焦虚寒，故令小便白而不黄也。

若少阴病，上吐下利，手足厥冷，烦躁欲死者，是阳虚土败，脾陷胃逆，神气离根，扰乱不宁，宜吴茱萸汤，温中补土，升降清浊也。

若少阴病，二三日不已，以至四五日，腹痛，小便不利，四肢沉重疼痛，自下利者，此阳衰土湿，不能蒸水化气，水谷并下，注于二肠。脾土湿陷，抑遏乙木升达之气，木郁欲泄而水道不通，故后冲二肠而为泄利。木气梗塞，不得顺行，故攻突而为痛。四肢秉气于脾土，阳衰湿旺，流于关节，四肢无阳和之气，浊阴凝滞，故沉重疼痛。其人或咳或呕，小便或利或不利，总是少阴寒水侵侮脾胃之故。宜真武汤，茯苓、附子，泻水而驱寒，白术、生姜，培土而止呕，芍药清风木而止腹痛也。

真武汤九十一

茯苓一两　白术七钱　附子一枚，炮　芍药一两　生姜一两

水八杯，煎二杯，温服大半杯，日三服。若咳者，加五味子一两七钱，细辛、干姜各三钱五分。若小便利者，去茯苓。若下利者，去芍药，加干姜七钱。若呕者，去附子，加生姜共前二两八钱。

下利

少阴病，其脉微涩，呕而汗出者，必病下利，以胃逆则呕，胃逆则阳泄而不藏，是以汗出，胃逆为呕，则脾陷为利，利亡肝脾之阳，是以脉涩。此法当泄利不止，而乃泄利反少者，是脾阳渐复，不必温下，当温其上。缘其过呕伤胃，汗出阳亡也，宜灸

之以回胃阳。

若少阴下利六七日，咳呕并作，燥渴心烦，不得眠睡，是阳衰土湿，肝脾郁陷，下为泄利，胆胃冲逆，上为咳呕烦渴，眠食俱废。宜猪苓汤，二苓、滑、泽，泻水而燥土，阿胶滋木而清风也。

若四肢逆冷，或咳或悸，或小便不利，或腹中疼痛，或泄利下重者，是水土湿寒，木郁欲泄。宜四逆散，甘草、枳实，补中而泻土郁，柴胡、芍药，疏木而清风燥也。

四逆散九十二

甘草　枳实破，水浸，炙　柴胡　芍药等份

研，饮服方寸匕，日三服。若咳者，加五味子、干姜各十分之五，并主下利。悸者，加桂枝十分之五。小便不利者，加茯苓十分之五。腹中痛者，加附子一枚，炮。泄利下重者，用水五杯，入薤白汁三杯，煮取三杯，以散方寸匕入汤中，煮取杯半，分温再服。

下利脉微

少阴病，下利清谷，手足厥逆，脉微欲绝，里寒外热，身反不恶寒，面发赤色，是水寒土湿，经阳微弱，郁而不通也。其人或腹痛，或咽痛，或干呕，或利止脉不出者，宜通脉四逆汤，姜、甘温中补土，附子暖水回阳。服之其脉即出者，寒湿内消，经阳外达，其病必愈也。

下利脉微者，阳虚脾陷，经气不通也。宜白通汤，姜、附温中下而回阳，葱白通经络而复脉也。

若下利脉微者，与白通汤。下利不止，厥逆无脉，干呕而心烦者，此水寒土湿，脾陷胃逆，经脉不通，而胆火上炎也，宜白通加猪胆汁汤，姜、附回阳，葱白通经，人尿、猪胆，清其上炎之相火。服汤后，脉暴出者死，阳气绝根而外脱也，脉微续者生，阳气未断而徐回也。

通脉四逆汤九十三

甘草一两　干姜一两，强人可一两四钱　附子大者一枚，生用

水三杯，煎杯半，分温二服。面色赤者，加葱九茎。腹中痛者，去葱，加芍药七钱。呕者，加生姜七钱。咽痛者，去芍药，加桔梗三钱五分。利止脉不出者，去桔梗，加人参三钱五分。

白通汤九十四

葱白四支　干姜三钱五分　附子一枚，生用，破八片，去皮

水三杯，煎一杯，分温二服。

白通加猪胆汁汤九十五

葱白四支　干姜三钱五分　附子一枚，生用　人尿半杯　猪胆汁一匙

水三杯，煎一杯，去渣，入猪胆汁、人尿，和匀，分温二服。无胆亦可用。

便脓血

少阴病二三日，以至四五日，腹痛，小便不利，下利不止，以至日久而便脓血者，此水寒土湿，脾陷肝郁，而为痛泄，乙木不达，血必下瘀，以血司于肝，温则升而寒则陷，陷而不流，湿气郁腐，故化为脓。宜桃花汤，干姜温中，粳米补土，石脂收湿而止泄也。凡少阴病，下利便脓血者，悉因湿寒滑泄，概宜桃花汤也。

少阴水盛，则肢体寒冷，是其常也。若八九日后，忽一身手

足尽热者，此水寒不生肝木，木陷而生郁热，传于膀胱，膀胱失藏，而乙木欲泄，必便血也。

桃花汤九十六

干姜一两　粳米一杯　赤石脂五两六钱，一半生用，一半研末

水九杯，煮米熟，用汤大半杯，入赤石脂末方寸匕，日三服。一服愈，余勿服。

死证

少阴病，脉微细沉伏，但欲卧寐，汗出不烦，自欲呕吐，是水盛火衰，胃逆而阳泄也。至五六日，又见自利，复烦躁不得卧寐者，则脾肾寒泄，阳根上脱，必主死也。若吐利烦躁，再加四肢逆冷者，更无生望也。若四肢逆冷，蜷卧恶寒，其脉不至，不烦而躁者，亦主死也。凡少阴病，蜷卧恶寒而下利，手足逆冷者，皆不治也。若下利虽止，而头上晕眩，时时昏冒者，此阳气拔根，欲从上脱，必主死也。若六七日后，渐觉息高者，此阳根已断，升浮不归，必主死也。

阳复

少阴病，上下吐利，而手足不逆冷，身反发热者，是中气未败，微阳欲复，不至死也。其脉不至者，灸少阴之经穴七壮，以回阳根，或以温药暖水通经，则脉至矣。若蜷卧恶寒，时而自烦，欲去衣被者，是阳气欲复，病可治也。若蜷卧恶寒，下利自止，手足温暖者，是阳气来复，病可治也。若寒甚脉紧，至七八日，忽见自利，脉候暴微，紧象反去，手足反温者，是寒去阳回，保无后虑，虽烦而下利，必能自愈也。

土胜水负

少阴肾水，甚不宜旺，旺则灭火而侮土。土胜而水负则生，

水胜而土负则死，以阳主生而阴主死也。少阴不病则已，病则水必胜而土必负，凡诸死证，皆死于水邪泛滥，火灭而土败也。故阳明负于少阴则为逆，少阴负于阳明则为顺。

若得之二三日以上，心中烦扰，不得卧寐，是土胜而水负，燥土消其心液也。肾水根于离宫，心液消烁，则阴精枯燥，不能藏神，故火泄而烦生。宜黄连阿胶汤，连、芩、芍药，泻火而除烦，鸡子、阿胶，泽土而润燥也。

少阴寒水之脏，无始病湿寒，忽变燥热之理，此阳明之伤及少阴者也。

黄连阿胶汤九十七

黄连一两四钱　黄芩三钱五分　芍药七钱　鸡子黄二枚　阿胶一两

水五杯，先煎三味，取二杯，去渣，入阿胶，消化，稍冷，入鸡子黄，和匀，温服大半杯，日三服。

急下三证

土胜之极，则成下证。若得之二三日，口燥咽干者，是土燥而水亏，失期不下，水涸则死，当急下之，宜大承气汤。若自利清水，其色纯青，心下疼痛，口中干燥者，是土燥水亏，伤及肝阴，当急下之，宜大承气汤。若六七日后，腹胀而不大便者，是土燥水亏，伤及脾阴，当急下之，宜大承气汤也。

少阴病，水旺火熄，土败人亡，故少阴宜负而阳明宜胜。但少阴不可太负，阳明不可太胜，太胜则燥土克水，津液消亡，亦成死证，故当急下。此即阳明之急下三证也，以阳明而伤少阴，故病在阳明，亦在少阴。两经并载，实非少阴本病也。

伤寒说意卷十

厥阴经

》提纲

厥阴以风木主令，其经起足大指，循足跗，由内踝过阴器，抵小腹，上胸膈，布胁肋，循喉咙之后，连目系，与督脉会于巅。太阳经病不解，日传一经，以至阳明、少阳、太阴、少阴，六日传于厥阴之经，六经尽矣。若但传厥阴之经，不入厥阴之脏，则经尽表解，自能汗愈。缘营卫郁遏，经脉莫容，既无内陷之路，自然外发也。此虽传厥阴之经，而厥阴之厥热吐利诸证，则概不发作，其诸证发作者，是脏病而非经病也。入脏则出入莫必，吉凶难料。阴胜则内传，而传无定日，阳复则外解，而解无定期。阴胜则为死机，阳复则为生兆。厥热胜复之间，所关非细也。

》厥阴乌梅丸证

厥阴风木，生于肾水，而胎君火。水阴而火阳，阴胜则下寒，阳胜则上热。风动火郁，津液消亡，则生消渴。木性生发，水寒土湿，生意抑遏，郁怒冲击，则心中疼痛。木贼土败，脾陷则胃逆，故饥不欲食。食下胀满不消，胃气愈逆，是以吐蛔。下之阳亡脾败，乙木陷泄，则下利不止也。

厥阴阴盛之极，则手足厥逆。厥而吐蛔，是谓蛔厥。伤寒脉缓而厥，至七八日，皮肤寒冷，其人躁扰无暂安之时者，此为脏厥，非蛔厥也。蛔厥者，其人当吐蛔虫。今病者有时安静，有时烦乱，此为脏寒，不能安蛔，蛔虫避寒就温，上入胸膈，故生烦乱。蛔虫得温而安，须臾烦止。及其得食，胃寒不消，气逆作呕，冲动蛔虫，蛔虫不安，是以又烦，顷则随吐而出，故当自吐蛔。蛔厥者，宜乌梅丸，乌梅、桂枝，敛肝而疏木，干姜、细辛，温胃而降逆，人参补中而培土，当归滋木而清风，椒、附，暖其寒水，连、柏，泻其相火也。

乌梅丸九十八

乌梅丸又主久利。

乌梅三百枚　细辛二两　干姜三两五钱　人参二两　桂枝二两　当归一两六钱　蜀椒一两四钱　附子二两　黄连五两六钱　黄柏二两

研细，合匀，醋浸乌梅一宿，去核，用米五碗盖之，蒸熟，去米，捣烂和药，入蜜，臼中杵二千下，丸桐子大，食前服十丸，日三服，稍加至二十丸。禁生冷、粘滑、臭秽诸物。

厥热胜复

手足逆冷，则名为厥，其所以厥者，以其阳上而不下，阴下而不上，不相顺接之故也。不顺则逆，故曰厥逆。盖四肢秉气于脾胃，脾胃者，阴阳升降之枢轴，脾升胃降，阴阳交济，土气温和，故四肢不冷。脾胃虚败，升降失职，肾水下陷，心火上逆，此阴阳分析，不相顺接之由也。

厥阴肝木，水火之中气，阴盛则从母气而化寒，阳复则从子气而化热，心火既复则发热，心火未复，则肾水方盛而为厥。诸凡四肢厥冷者，是寒水方旺之时，不可下之。他如虚损之家，阳亏阴盛，亦同此法也。

厥阴阴极阳生，阴极则厥，阳复则热。伤寒一二日，至四五日，阴极而发厥者，此后阳复，必然发热，及其发热，则后必又厥。以阴阳之理，不能长胜而无复也。其前之厥深者，后之热亦深，前之厥微者，后之热亦微。方其厥之将终而热之欲作，应当下之，以泻未炎之火，而反发汗，以伤津血，必心火上炎，而口伤烂赤也。阴胜发厥，原不可下，厥将罢而热欲来，则又可下，不使寒热迭发，胜复循环，以伤正气也。

大抵阴盛而发厥者五日，则阳复而发热者亦必五日，设至六日，必当复厥，其不厥者，则阴退而自愈。以厥证始终不过五日，今热又五日，胜复相应，而不见再厥，是以知其必愈也。若发厥四日，热反三日，后日发厥，复至五日，则其病为进，以其寒多热少，阳气退败，故为病进也。若发热四日，厥反三日，复热四日，寒少热多，阳气渐长，其病当愈。

阳长阴消，自是吉事，而阳长不可太过。若发热四日，以至七日，而其热不除者，是阳气过长，热甚之极，必郁蒸阴分，而便脓血也。

阴阳消长

伤寒热少厥微，其厥第觉指头寒冷，是热退而阴复也。但默默不欲饮食，时觉烦躁，此热犹未除也。迟至数日，小便利而色白者，方是热除也。除则烦去而欲食，其病为愈。若厥而作呕，胸胁烦满者，此甲木之冲逆。甲木既逆，乙木必陷，陷而生风，疏泄失藏，其后必便血也。

热除则病愈，而不宜全除。如伤寒脉迟，六七日后，反与黄芩汤，尽彻其热，脉迟为阴盛，今与黄芩汤，复除其热，腹中寒冷，应不能食，而反能食，此名除中。中气除根，而居膈上，故暂时能食，必主死也。

若其始发热六日，厥反九日，而下见泄利，是热少寒多，阴进而阳退也。凡阴盛而厥利者，当不能食，若反能食者，恐为除中。观其食已索饼，不发暴热者，知其胃气尚在，未尝外除，必当自愈。盖厥利而能食，必是阳复而发热。阳复之热，续在而不去，除中之热，暴来而暴去。恐其厥后之热暴来而复暴去，便是除中之病，迫后三日脉之，其热续在者，是前非暴来而后非暴去，期之旦日夜半必愈。以先发热六日，后厥反九日，复发热三日，并先之发热六日，亦为九日，厥热匀平，日期相应，此阳已长而阴不进，故期之旦日夜愈。若后三日脉之，而脉仍见数，其热不罢者，此阳长之太过，热气有余，必郁蒸血肉，而发痈脓也。

凡见厥逆，必病下利，后见发热，则阳复利止，再见厥逆，必当复利。若厥逆之后，发热利止，阳复当愈，而反汗出咽痛者，此阳复之太过，内热郁蒸，外开皮毛，而上冲喉咙，其喉必痹塞也。

若发热无汗，是阳不上行，下焦温暖，利必自止。若下利不止，是阳复之太过，积热下郁，必伤阴分而便脓血。便脓血者，热不上冲，其喉不痹也。

阴胜

伤寒脉促，手足厥逆者，血寒经郁，宜灸之，以通经而暖血也。若手足厥冷而脉细欲绝者，营血寒涩而经络凝滞也。宜当归四逆汤，甘草、大枣，补其脾精，当归、芍药，滋其营血，桂、辛、通草，行其经络也。若其人内有久寒者，则病不止于经络，而根实由于脏腑，宜当归四逆加吴茱萸生姜汤，温凝寒而行滞气也。

若手足厥冷，心下烦满，饥不能食，而脉乍紧者，此败浊结在胸中。以阳衰土湿，胃气上逆，肺津堙郁，而化痰涎。浊气壅塞，上脘不开，故心下烦满，饥不能食。当吐其败浊，宜瓜蒂散也。（方在太阳）

若手足厥冷，胸膈不结，而少腹胀满，按之疼痛者，此积冷之邪，结在膀胱关元也。

若伤寒五六日，上不结胸，而下亦腹濡，此内无冷结，乃脉虚而复厥逆者。此经血亡失，温气消灭，下之温气无余，则人死矣。

当归四逆汤九十九

当归一两　芍药一两　桂枝一两　细辛七钱　通草七钱　甘草七钱　大枣二十五枚

水八杯，煎三杯，温服一杯，日三服。

当归四逆加吴茱萸生姜汤一百

当归一两　芍药一两　桂枝一两　细辛七钱　通草七钱　甘草七钱　大枣二十五枚　吴茱萸三两四钱　生姜二两八钱

水六杯，清酒六杯，煎五杯，分温五服。

泄利

伤寒手足厥逆，而心下悸动者，是水阻胃口，阳气不降也。当先治其水，宜茯苓甘草汤，泻水培土，乃治其厥。不然水渍入胃，土湿木郁，疏泄后门，必作泄利也。

若伤寒四五日，腹中疼痛，此脾土湿陷，肝木郁冲。如气转雷鸣而下趋少腹者，此木郁不能上达，下冲后门，必作泄利也。

泄利之证，水寒土湿，木郁不达。脉候弦大者，阳气之虚也，此以下泄脾阳，而遏肝气之故。设再兼浮革，因而肠鸣者，此利泄肝脾之阳，血冷木枯，郁结不荣，宜当归四逆，温营血而达木郁。盖血藏于肝，其性温升，利亡血中温气，升意不遂，故浮大虚空，如鼓上之皮也。

若大汗或大下，泄利而厥冷者，阳亡土败，木郁后泄，宜四逆汤，以回阳气也。（方在太阴）若大汗出后，外热不去，腹内拘急，四肢疼痛，又泄利清谷，厥逆恶寒者，此亦阳亡土败，木郁后泄，宜四逆，以回阳气也。

若下利清谷，里寒外热，汗出而厥逆者，此阳亡于里而外郁于经，宜通脉四逆，通经而回阳也。

若发热而见厥逆，至于七日，微阳不复，而再加下利者，阳气败泄，此为难治也。

呕吐

伤寒传厥阴之脏，水寒土湿，木郁后泄，必自下利。医复吐下，以亡其阳，寒邪中格，肝脾已陷而为利，胆胃更逆而为吐，甚至饮食入口即吐者，此甲木逆行，相火升炎而上热也。宜干姜黄连黄芩人参汤，参、姜，补中而温寒，芩、连，清上而泻热也。

若无物干呕，吐涎沫而头痛者，是中寒胃逆，浊气上涌，而津液凝滞也。宜吴茱萸汤，温中补土，降逆而止呕也。

若呕家有痈脓者，是痈脓腐败，动其恶心。不必治呕，痈平脓尽，自然愈也。

若伤寒六七日，大下之后，寸脉沉迟，尺脉不至，咽喉不利，呕吐脓血，手足厥逆，泄利不止者，是下伤中气，风木郁陷，贼脾土而为泄利，相火冲逆，刑肺金而为脓血，此最难治。宜麻黄升麻汤，姜、甘、苓、术，温燥水土，石膏、知母、天冬、葳蕤，清润燥金，当归、芍药、桂枝、黄芩，滋荣风木，升麻利其咽喉，麻黄泻其皮毛也。

凡呕而脉弱，身有微热，四肢厥逆，而小便复利者，此土败胃逆，微阳不归，最为难治。宜四逆汤，以温中下也。

干姜黄连黄芩人参汤一百一

干姜一两　人参一两　黄连一两，去须　黄芩一两

水六杯，煎二杯，分温再服。

麻黄升麻汤一百二

麻黄四钱　升麻四钱　葳蕤二钱五分　石膏八分，碎，绵裹　知母二钱五分　天冬八分，去心　当归四钱　芍药八分　黄芩二钱五分　桂枝八分　白术八分　茯苓八分　甘草八分　干姜八分

水十杯，煎五杯，分温三服。相去如煮一斗米顷服尽，汗出愈。

死证

伤寒发热而下利，厥逆不止者，土败木贼，中气脱陷，必主死也。若伤寒六七日不利，忽发热下利，汗出不止者，表里脱亡，微阳消灭，必主死也。若厥逆下利，而发热躁烦，不得卧寐者，微阳脱泄，必主死也。若厥逆下利，而脉又微细，或按之绝无，灸之手足不温与脉不还，反烦躁，或微喘者，是陷者不举而逆者不回，中气断绝，必主死也。若厥逆下利，利后脉绝，倘晬时脉还而手足温者，阳气欲复，其人可生，如脉绝不还，手足不温，则阳无复机，必主死也。若下利日十余行，阳败阴长，其脉当虚，而反实者，是胃气消亡，厥阴真脏脉见，必主死也。

阳复

下利脉沉而弦者，是肝气之郁陷，必主下重。若沉弦而大者，是木陷而下郁，其下利未能止也。若脉微弱而数者，是肝邪将退而脾阳欲复，利将自止也。虽阳浮而见发热，然内有复机，不至死也。

若下利清谷，脉沉而迟，是阴胜阳负。乃面色少赤，身有微热，是阳气欲复，陷于重阴之内，力弱不能遽发，郁于皮腠，是以身热而面赤。阳气欲通而阴邪障蔽，不令其通，阴阳搏战，必将郁冒昏迷而后蓄极而通，汗出而利止也。方其郁冒欲汗之时，必微见厥逆。以面赤是为戴阳，戴阳者，阳根下虚，不能透发，群阴外蔽，故四肢逆冷也。

凡下利脉数，有微热而汗出，此阳气升发，可令自愈。设脉复紧者，则阴邪蔽束，其利未解也。若下利脉数而内燥发渴者，此阳回湿去，可令自愈。设下利不止，则阳回而热陷，必便脓血，以其郁热伤阴故也。若下利而寸脉浮数，是阳气已复而过旺，尺中自涩，是肝脉郁陷而蒸腐，必便脓血也。凡下利身有微热而又发渴燥者，是阳回而湿去，若脉复微弱而不甚数大，此必无热过而便脓血之理，可令自愈也。

下利而渴，欲饮水者，以其阳回而有热也，宜白头翁汤，白头翁泻其相火，黄连泻其君火，黄柏、秦皮清其肝火也。大抵厥阴之病，渴欲饮水者，皆阳复而热生，可少少与水，滋其干燥，自能愈也。若热利下重者，则肝木郁陷，而生下热，宜白头翁汤，清其肝火也。

若下利而谵语者，是木郁生热，传于胃腑，燥矢下阻，胃热莫泄，燥热熏心，神明扰乱，故作谵语，宜小承气汤，下其燥矢也。（方在阳明）

　　若下利之后，更觉心烦，按之而心下柔濡者，此胃无燥矢，清气埋郁，而生虚烦也，宜栀子豉汤，吐其瘀浊，则烦去矣。（方在太阳）

白头翁汤一百三

　　白头翁一两　黄连一两　黄柏一两　秦皮一两
　　水七杯，煎二杯，温服一杯。不愈，再服。

伤寒说意跋

壬辰冬，谒张翰风夫子于陶署。语及岐黄学，夫子曰：昌邑黄坤载先生医术，仲景而后一人也。乾隆间，四库馆中校纂诸臣，知医者寡，故其书虽已著录而卒未大显。子其为我访求未刻之书以来，毅识之于心，不敢忘。盖是时夫子已刻黄氏书四五种，凡数十万言矣。

次年毅设帐济南，以语陈孝廉元圃，元圃谓其友宋君有黄氏《伤寒说意》钞本，因走伻借观。书未至而夫子没，哲嗣仲远复申夫子遗命，求黄氏之书，一为《周易悬象》，一为《四圣悬枢》，一即《伤寒说意》也。然毅既以此书寄仲远，值夫子枢将返葬，至无以为旅资，且行李已首涂，故仲远谆谆以改钞相属，毅诺之。

甲午春，读《礼》之暇，率及门人李、董两生，并日缮战，复加校雠，拟即付之剞氏。盖敬卒翰风大子之志，而成仲远之贤，且以彰黄氏之绝业，起世人之沉疴。而并以望夫好善之人，终能以《四圣悬枢》、《周易悬象》等书见示也。

甲午三月下浣赵汝毅谨跋